少见大肠炎症性疾病
内镜下诊断与鉴别诊断图谱

编著　安彦军

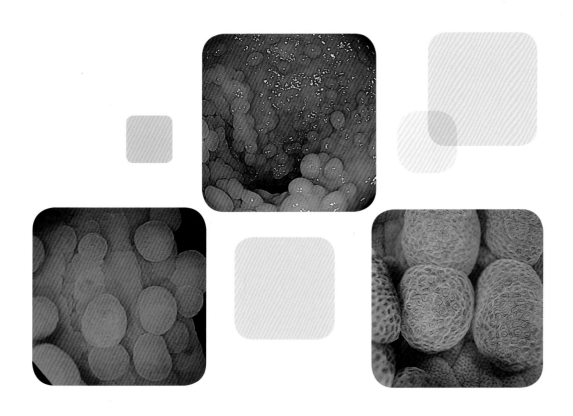

北方联合出版传媒（集团）股份有限公司
辽宁科学技术出版社
·沈 阳·

图书在版编目（CIP）数据

少见大肠炎症性疾病内镜下诊断与鉴别诊断图谱 /
安彦军编著 . —沈阳：辽宁科学技术出版社，2022.9
ISBN 978-7-5591-2568-2

Ⅰ.①少…　Ⅱ.①安…　Ⅲ.①大肠—炎症—肠疾病—
内窥镜检—图谱　Ⅳ.①R574.604-64

中国版本图书馆CIP数据核字（2022）第124429号

出版发行：辽宁科学技术出版社
　　　　　（地址：沈阳市和平区十一纬路25号　邮编：110003）
印　刷　者：辽宁新华印务有限公司
经　销　者：各地新华书店
幅面尺寸：210 mm × 285 mm
印　　　张：8.25
插　　　页：4
字　　　数：200千字
出版时间：2022年9月第1版
印刷时间：2022年9月第1次印刷
责任编辑：凌　敏
封面设计：刘　彬
版式设计：晓　娜
责任校对：黄跃成

书　　　号：ISBN 978-7-5591-2568-2
定　　　价：128.00元

投稿热线：024-23284363
邮购热线：024-23284502
邮　　箱：lingmin19@163.com
http：//www.lnkj.com.cn

推荐序 1

    本书总结的缺血性肠炎、嗜酸性粒细胞性肠炎等大肠炎症性疾病在临床中仍属于罕见病。此类疾病诊断难、治疗难，严重威胁人们的健康；并且缺少特异性临床表现，往往需借助多种检查手段，结合病史及临床表现方可诊断，甚者需除外其他疾病后才能确诊。电子肠镜检查及活检在此类疾病的诊断与鉴别诊断中发挥着不可或缺的作用，为疾病的确诊提供了客观、可视的图像证据。由于此类疾病的内镜及病理资料较难获得，我国目前尚无专著归纳、总结此类疾病的内镜及组织学特点。鉴于此，长期活跃在我国大肠炎症性疾病诊疗领域，擅长消化内镜诊断与治疗的知名学者——安彦军教授，敦厚敏行、善于总结，率先对此类疾病的内镜及病理资料进行整理，带头编著了《少见大肠炎症性疾病内镜下诊断与鉴别诊断图谱》一书。

    该书内容丰富，以少见大肠炎症性疾病的内镜下诊断与鉴别诊断为主，并涵盖病理诊断与治疗。该书简明扼要，图文并茂，实用性强，是消化科及病理科医师不可多得的参考书，同时也是从事此类疾病相关临床工作的医学生和进修医生学习的参考资料。

    应安彦军教授邀请，本人有幸先睹了《少见大肠炎症性疾病内镜下诊断与鉴别诊断图谱》一书，受益匪浅，并乐于向广大读者推荐。

中国中西医结合学会消化内镜学专业委员会首届主任委员

中国中医科学院首席研究员

2022 年 7 月 10 日

推荐序 2

从日本留学回国后，我出版了自己的第一本图书《单人结肠镜操作与技巧》，至今已经过去了整整 15 个年头；这期间内镜技术也从常规的操作发展到了诸如 ESD、NOTES 等先进治疗上，真可谓是日新月异。各类相关学术会议，无论是线上还是线下，主题内容都是各类内镜治疗新技术的展示、早癌放大观察等，让广大内镜医生受益匪浅。然，每每当鄙人静下来思考的时候，常常会有这么一个念头浮现在脑海中：年轻医生们还需要什么样的知识？或者对什么最感兴趣，最需要掌握什么呢？想当初，从日本回到上海，再从上海去到山西，走入基层 18 年，从原先开始推广规范操作和规范摄片，到推广实践单人结肠镜、染色内镜技术、EMR 技术等，可以说，一有时间我就专注于思考以上问题，来调整自己的下一步工作计划。

近年来，我参加一些与炎症性肠病相关的会议，发现很多医生对于这些结肠疾病的认知，特别是对于内镜下的诊断仍然存在着许多的误区。由此引起的诊断失误往往可能导致长期的治疗错误，令患者痛苦不堪；例如嗜酸性粒细胞性肠炎、阿米巴肠炎等疾病，常常被误诊为溃疡性结肠炎，使得本来只需用几块钱的药物就能治愈的疾病，却使用美沙拉嗪、激素等治疗 10 余年，让患者饱受煎熬。对此，我也替相关误诊医者深感"愧疚"。

安彦军主任虚心好学，18 年前就在上海跟随我和龚彪主任学习内镜技术，可以说亦师亦友，我们时常探讨问题，共同提高。在日常繁重的医疗工作之余，我们不忘积累，并热心推广内镜技术。在交流中，我得知其在结肠特殊炎症方面颇有研究与心得，时常鼓励其为大家做点什么，历经数年终于等到此书完稿，尤为欣慰。书中展示了如此多的典型病例，相信一定能令广大基层内镜医生大有收获，广大患者也一定将是最大的获益者。综上，特此隆重将此书推荐给大家，并对安彦军主任的辛勤付出，表示由衷的感谢！

2022 年 7 月 10 日

序言

转眼间，我从事内镜工作已经有二十多个年头了。从当初的跟师学习到当下的视频学习，获取知识的方式不知改善了多少。记得在几年前，一位因"拉肚子"从非洲回国医治的患者托人找到我，说其回国求医已半年有余，仍痛苦不堪，排便多时每天有 53 次，少时也有 15 次之多，实已生无所恋。详细交流并获取患者的病史信息后，我建议其行结肠镜检查，检查过程中拟诊为阿米巴肠炎，遂施以"甲硝唑片 0.4g，4 次／日，口服"的治疗方案，当日腹泻即停止，12 天后停药，药物方面共计花费不足 10 元。这次诊疗给我留下了深刻的印象——精准的诊断是治疗有效的前提！其实，从进入"消化内镜"这个领域伊始，我便对结肠镜产生了浓厚的兴趣，直至在 18 年前于上海华东医院有幸跟随陈星教授学习"单人结肠镜"技术，更是有"脑洞大开"的感觉。在结肠镜技能不断提升的同时，越来越多的少见大肠炎症性疾病得到确诊，得以治愈，这，更加坚定了我继续走下去的信心与决心。

经过 15 年的积累与 4 年时间的收集整理，《少见大肠炎症性疾病内镜下诊断与鉴别诊断图谱》一书即将面世，书中收集了 12 个病种的一些实例，从内镜下诊断到治疗再到随访，以期能够让更多的同行有所借鉴，使更多的患者最终获益。由于能力有限，书中有些病例资料不甚周全，甚至有谬误的出现，还望广大读者包涵与不吝指正，老安不胜感激，并真诚地道一声感谢！

在此书编辑出版的过程中，我们得到了很多业内同道无私的帮助，借这个机会，特此表达对魏玮教授、陈星教授、姚力教授、李晓波教授，以及辽宁科学技术出版社的老师们的衷心感谢！最后，还想跟所有团队成员轻轻地道一声："你们辛苦了，有你们真好！"

2022.6.10 太原

作者简介

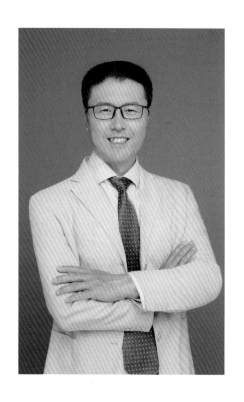

安彦军 教授

· 山西中医药大学脾胃病临床研究中心副主任

· 中国第五批名老中医继承人

· 中国医药教育协会消化内镜分会常委

· 中国中西医结合学会消化内镜分会大肠早癌学组副组长

· 山西省抗癌分会消化内镜分会副主委

· 中国医师协会山西省分会消化内镜分会副主委

参与编著者名单

安彦军　赵建栋　李玉婵

赵成功　郝浩森　张佑蕊

陶　莹　柏秋霞　贾　勇

乔　钰　武　雯　张霄翎

目　录
CONTENTS

1. 过敏性紫癜（腹型）

过敏性紫癜是一种变态反应性血管炎性疾病。它是因机体接触某些致敏物质后发生变态反应，引起毛细血管脆性及通透性增加，血液外渗，导致皮肤、黏膜等出现紫斑的一种疾病。其中以胃肠道症状为突出表现的，称为过敏性紫癜（腹型）。

该病多见于青少年，男性发病率略高，春季、秋季发病较多。

临床表现

腹痛为常见症状，为阵发性或持续性绞痛，多见于脐周及下腹部，排便后无明显缓解，可伴腹泻、便血、黏液便。部分病例伴发皮肤紫癜，分批出现，多呈对称分布。

内镜表现

结肠镜：肠腔可见挛缩，黏膜可见散在分布的大小不等的紫红色斑点、瘀斑、片样糜烂或溃疡，有纵向分布趋向，严重者紫斑呈弥漫性分布，可见组织坏死、脱落及自然出血；急性期溃疡的边界不清，周边黏膜常见明显水肿并发红。发病部位：全结肠及末端回肠。

胃镜：胃或（及）十二指肠可见散在分布的大小不等的紫红色斑点、瘀斑或片样充血糜烂；严重者黏膜呈弥漫性水肿，可见组织坏死及自然出血。多数情况下，十二指肠表现重于胃。

病理表现

小血管壁可见炎性细胞浸润及纤维素样坏死，血管腔内及血管周边也可见炎性细胞浸润（以中性粒细胞为主）。

诊断

（1）符合主要临床表现。

（2）特征性内镜表现：紫红色斑点、瘀斑或片样糜烂、溃疡。

鉴别诊断

过敏性紫癜（腹型）与缺血性肠炎在临床中常需鉴别。二者往往均以剧烈腹痛为首发症状，随即出现腹泻、便血。

缺血性肠炎的腹痛往往更加剧烈，内镜下的典型表现为沿结肠带走行分布的纵向溃疡或糜烂，溃疡周边黏膜发红；严重者，黏膜呈环周水肿、糜烂、溃疡，黏膜坏死，色泽紫暗、发黑。而过敏性紫癜（腹型）内镜下往往表现为散在的、大小不一的瘀点及瘀斑，以及有纵向排列趋向的浅溃疡，溃疡周边黏膜水肿明显并发红，肠腔往往有挛缩的表现。

治疗

消除致病因素：认真全面地寻找并阻断过敏源。

抗过敏治疗：①给予抗组胺药及抗血管通透性药物。②给予糖皮质激素，如甲基强的松龙冲击治疗 [1mg/（kg·d）]，顿服或分次口服；重症者，给予地塞米松（5～20mg/d），静脉滴注。

对症治疗：给予抗感染、补液、制酸等治疗。

（安彦军　赵建栋）

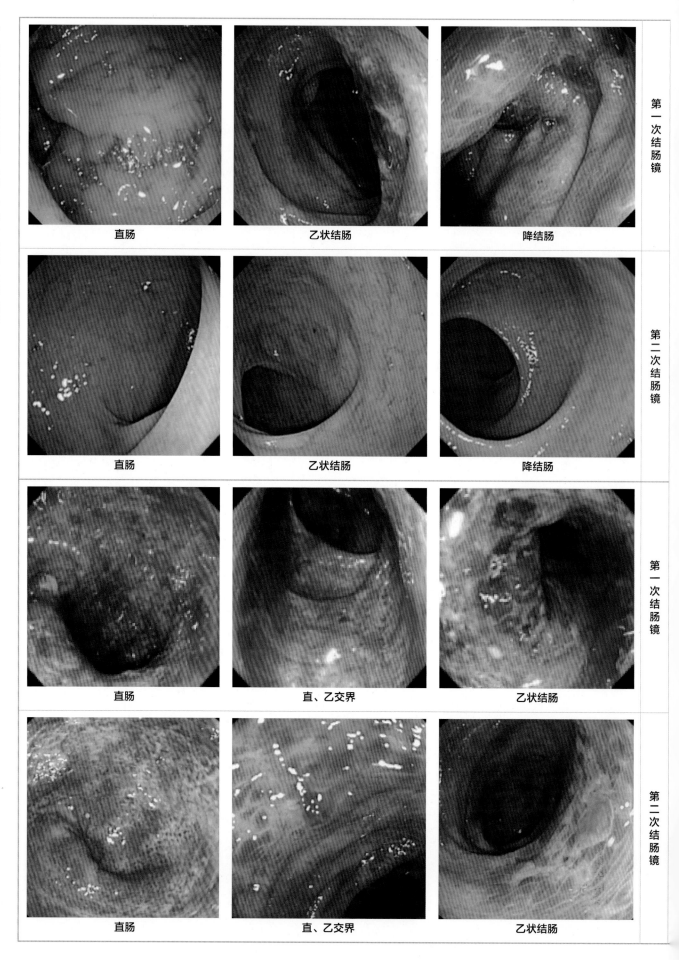

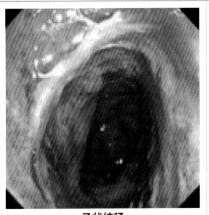

横结肠

患者，女，63岁

腹痛、腹泻便血2天。

　　2天前突发腹痛、腹泻、便血，排便20次/日，色鲜红；伴呕吐、心慌、出汗、头晕。腹部CT显示：直肠、乙状结肠及降结肠肠壁水肿、增厚，以降结肠为主，周围脂肪间隙密度增加，考虑为炎性改变。患者1年前行左肾癌切除术，术后口服靶向治疗药物"索坦"，每次服用均会出现腹泻，此次发病前"索坦"服用剂量为既往的2倍。过敏源检测：鱼类混合物++，香菇+++，桂皮醛调料++，霉菌混合物++，苯并芘++。实验室检查：免疫球蛋白测定IgE 205IU/mL（0～165IU/mL）、血沉40mm/h（0～20mm/h）、D-二聚体1073μg/L（0～255μg/L）。

第一次结肠镜： 直肠至降结肠可见散在片样充血及糜烂，糜烂及周边黏膜呈暗紫色表现；降结肠至横结肠肠腔挛缩，黏膜弥漫性充血、糜烂。因肠壁水肿明显，横结肠口侧肠段未及。

内镜诊断： 结肠炎［过敏性紫癜（腹型）可能］。

治疗方案： 地塞米松注射液10mg，静脉注射，1次/日，用药3天后减量为5mg，继续用药5天后减量为3mg；总疗程2周。

第二次结肠镜（2周后）： 乙状结肠至回盲部黏膜可见散在片样发红；横结肠可见散在片样不规则溃疡，表面有浅苔附着，周边黏膜发红；直肠及末端回肠未见异常。

横结肠

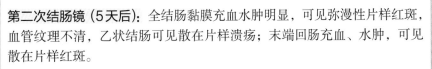

乙状结肠

患者，男，18岁，体重110kg

出现四肢皮肤出血点9天，加重伴腹痛、便血6天。

　　9天前饮用啤酒并摄入海鲜后四肢皮肤出现出血点，6天前出现腹痛、腹泻、便血，并伴恶心、乏力。实验室检查：血沉8mm/h（0～15mm/h）、D-二聚体2199μg/L（0～255μg/L）、白细胞计数26.7×10⁹/L（3.2×10⁹/L～9.7×10⁹/L）、抗链球菌溶血素O测定252.00IU/mL（<200IU/mL），C反应蛋白58.7mg/L（<5mg/L）。

第一次结肠镜： 直肠至乙状结肠可见大量血性肠液存留，肠壁有弥漫性水肿，半月襞消失，局部肠腔略显狭窄，多处自然出血并有坏死组织附着。因肠壁水肿较重，乙状结肠口侧肠段未及。

内镜诊断： 结肠炎［过敏性紫癜（腹型）可能］。

治疗方案： 甲基强的松龙80mg/d，静脉注射，无效；调整甲基强的松龙剂量至120mg/d［1mg/（kg·d）］，症状迅速缓解。激素加量治疗3天后，腹痛、便血症状消失。

第二次结肠镜（5天后）： 全结肠黏膜充血水肿明显，可见弥漫性片样红斑，血管纹理不清，乙状结肠可见散在片样溃疡；末端回肠充血、水肿，可见散在片样红斑。

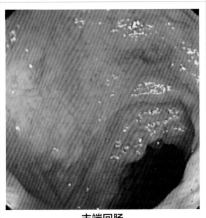

末端回肠

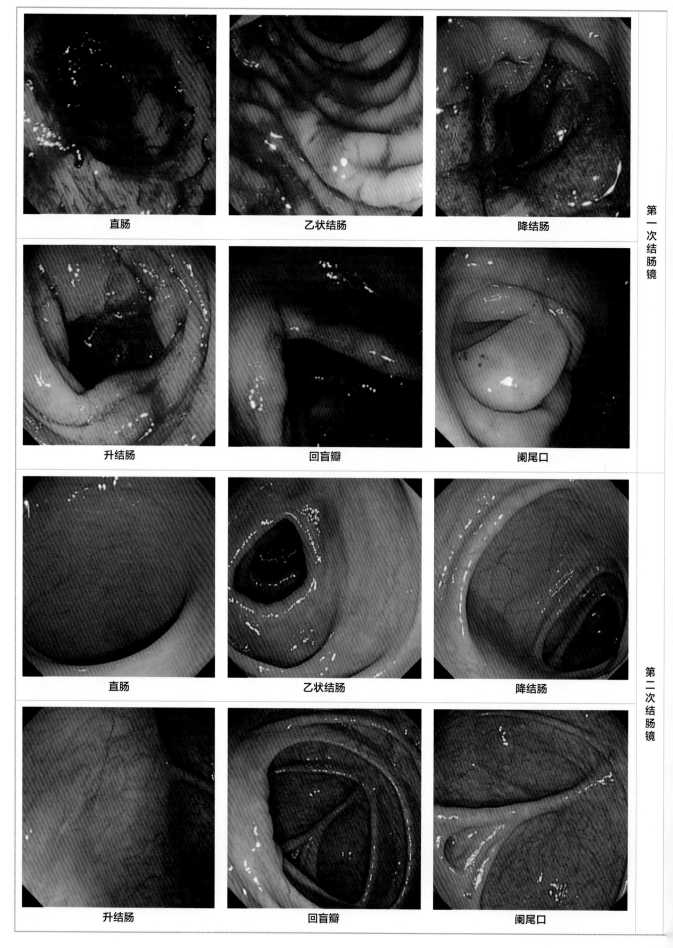

直肠　　　　　乙状结肠　　　　　降结肠

升结肠　　　　　回盲瓣　　　　　阑尾口

直肠　　　　　乙状结肠　　　　　降结肠

升结肠　　　　　回盲瓣　　　　　阑尾口

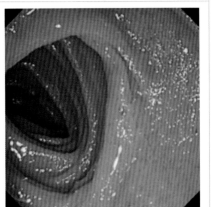

横结肠

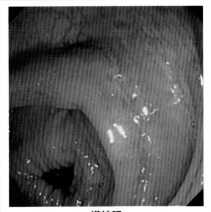

末端回肠

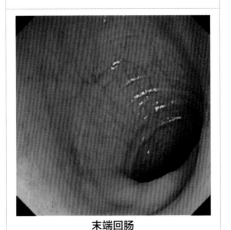

横结肠

末端回肠

患者，男，60 岁

腹痛、便血 10 天。

　　10 天前无明确诱因突发剧烈腹痛，随即出现便血，4～5 次／日。伴双下肢散在瘀斑。既往史：10 年前外院诊断为免疫性血小板减少症。实验室检查：D- 二聚体 663μg/L（0～255μg/L）。

第一次结肠镜：全结肠可见大量血性肠液；直肠至回盲部黏膜明显水肿，散在红紫色瘀斑，表面糜烂并可见自然出血，降结肠肠腔挛缩明显，黏膜环周呈紫红色表现；末端回肠未见异常。
内镜诊断：结肠炎［过敏性紫癜（腹型）可能］。
治疗方案：甲基强的松龙 40mg，静脉滴注，1 次 /12h，治疗 2 周。

第二次结肠镜（2 周后）：全结肠黏膜光滑，血管纹理清晰；乙状结肠、降结肠及升结肠可见散在片样充血及糜烂；余结肠及末端回肠未见异常。

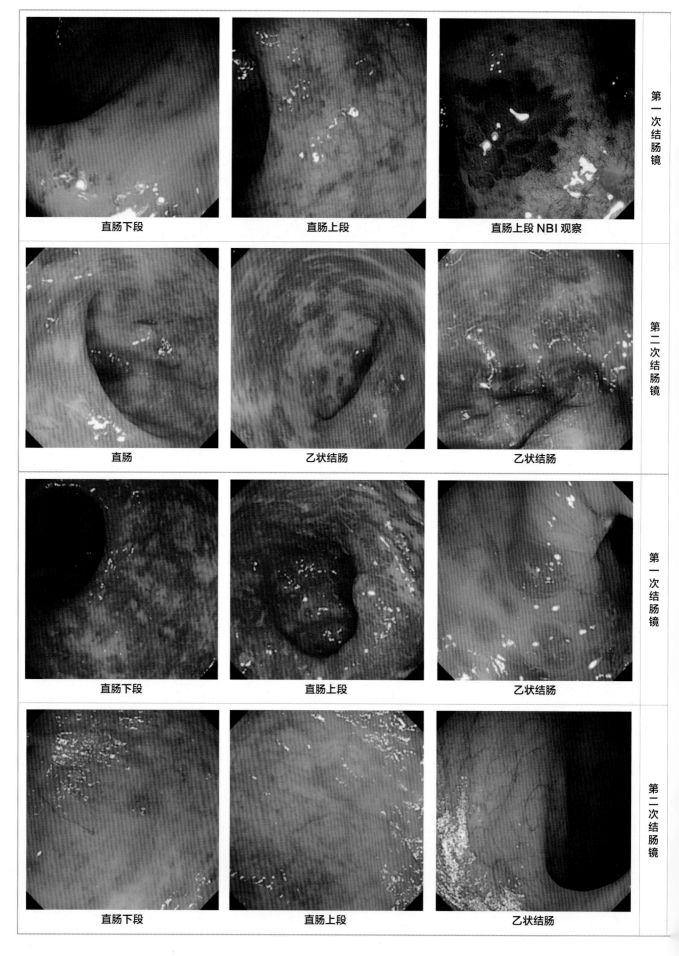

第一次结肠镜

直肠下段　　　　　　直肠上段　　　　　　直肠上段 NBI 观察

第二次结肠镜

直肠　　　　　　乙状结肠　　　　　　乙状结肠

第一次结肠镜

直肠下段　　　　　　直肠上段　　　　　　乙状结肠

第二次结肠镜

直肠下段　　　　　　直肠上段　　　　　　乙状结肠

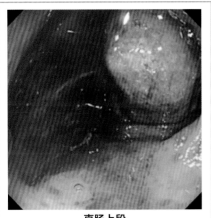

直肠上段

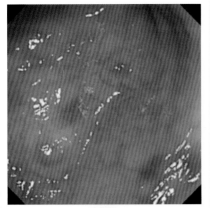

降结肠

患者，男，5 岁

反复出现皮肤出血点 36 天，间断腹痛 31 天，加重伴便血 1 天。

36 天前无明确诱因出现皮肤出血点，后出现间断腹痛，就诊于当地医院，疗效不佳。1 天前上述症状加重，伴鲜红色血便 5 次。实验室检查：血沉 7mm/h（0～15mm/h）、抗链球菌溶血素 O 测定 223.00IU/mL（< 200IU/mL）、C 反应蛋白 3mg/L（< 5mg/L）、免疫球蛋白测定 IgE 5.47IU/mL（0～165IU/mL）。

第一次结肠镜：进镜约 10cm 达直肠乙状结肠交界处，可见团块样粪便及大量血性肠液存留，未继续进镜；退镜观察，直肠可见散在斑片样充血呈簇样分布，中央可见糜烂。

内镜诊断：结肠炎［过敏性紫癜（腹型）可能］。

治疗方案：强的松片 16mg，口服，1 次 / 日，逐渐减量；地塞米松注射液 3mg 加入 100mL 生理盐水，灌肠，1 次 / 日；进行抗过敏、抗感染等治疗。

第二次结肠镜（5 天后）：进镜达横结肠，降结肠至横结肠可见散在片样充血；直肠至乙状结肠黏膜水肿明显，可见鲜红色斑片广泛分布。

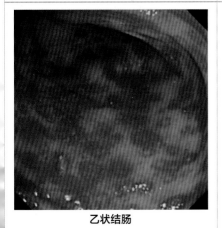

乙状结肠

乙状结肠

患者，男，14 岁

出现双下肢皮肤出血点 1 周，腹痛、便血 1 天。

1 周前出现鼻塞、咽痛、咳嗽症状，后双下肢出现散在出血点，色鲜红，呈黄豆大小，对称分布，压之不褪色，伴肌肉关节痛，未予重视。1 天前出现腹痛，伴鲜红色血便 5 次。实验室检查：血沉 6.0mm/h（0～15mm/h）、抗链球菌溶血素 O 测定 127.00IU/mL（< 200IU/mL）、C 反应蛋白 1.9mg/L（< 5mg/L）、免疫球蛋白测定 IgE 91.10IU/mL（< 165IU/mL）。

第一次结肠镜：进镜达乙状结肠，直肠至乙状结肠可见密集红斑弥漫性分布，直肠可见自然出血，乙状结肠可见散在口疮样糜烂，周围黏膜红肿明显。

内镜诊断：结肠炎［过敏性紫癜（腹型）可能］。

治疗方案：注射用头孢呋辛钠 1.5g，静脉滴注，2 次 / 日；葡萄糖酸钙注射液 20mL，静脉滴注，1 次 / 日；复方苦参注射液 10mL，静脉滴注，1 次 / 日；中药直肠灌肠治疗。

第二次结肠镜（10 天后）：直肠至乙状结肠可见散在小片样充血，直肠较密集；余结肠及末端回肠未见异常。

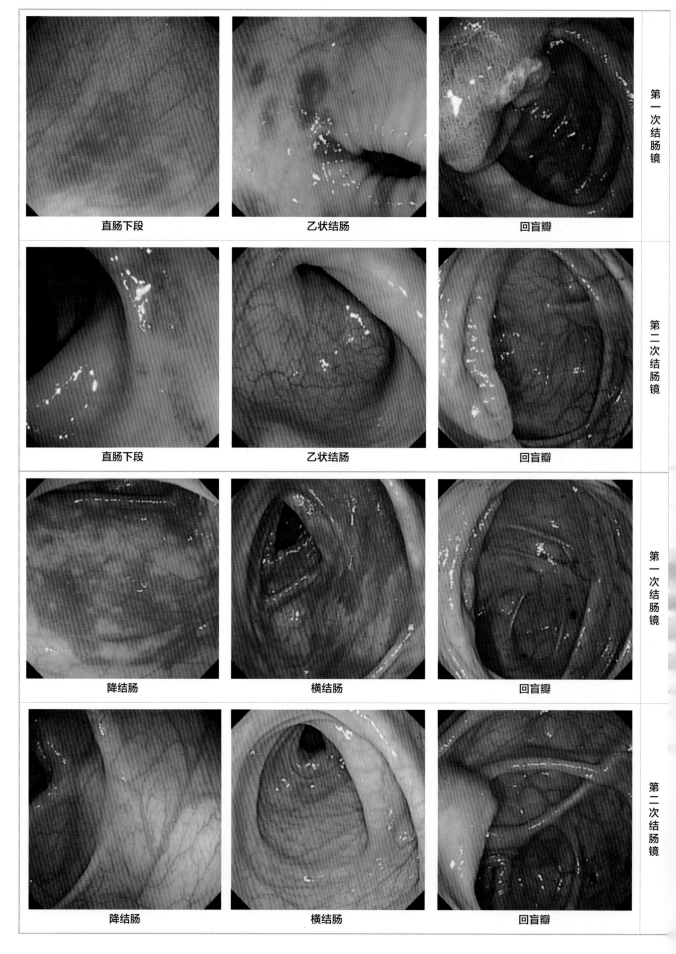

		第一次结肠镜
直肠下段	乙状结肠	回盲瓣

第二次结肠镜

直肠下段 | 乙状结肠 | 回盲瓣

第一次结肠镜

降结肠 | 横结肠 | 回盲瓣

第二次结肠镜

降结肠 | 横结肠 | 回盲瓣

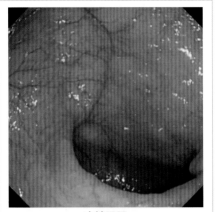

末端回肠

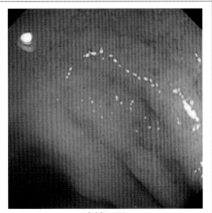

末端回肠

患者，男，9岁

出现全身皮肤出血点3天，伴腹痛1天。

　　1周前因患外感出现发热、鼻塞、流涕症状，经治疗后好转。3天前出现全身皮肤出血点，1天前出现腹痛，为右下腹痛，排便4次，未见脓血，伴乏力、纳差。实验室检查：血沉14mm/h（0～15mm/h）、D-二聚体110μg/L（0～255μg/L）、白细胞计数20.2×10^9/L（3.2×10^9/L～9.7×10^9/L）、抗链球菌溶血素O测定188.00IU/mL（<200IU/mL）、C反应蛋白8.68mg/L（<5mg/L）、免疫球蛋白测定IgE 407IU/mL（<165IU/mL）。

第一次结肠镜： 直肠至回盲部管腔通畅，可见散在片样红斑，乙状结肠处密集，回盲瓣红肿，可见片样不规则溃疡，浅苔附着；余结肠及末端回肠未见异常。

内镜诊断： 结肠炎［过敏性紫癜（腹型）可能］。

治疗方案： 注射用甲基泼尼松龙40mg，静脉滴注，1次/日；后逐渐减量为30mg、20mg，疗程共10天；给予抗感染、抗过敏治疗。

第二次结肠镜（1个月后）： 全结肠散在点片样充血；周围黏膜血管纹理清晰；末端回肠未见异常。

患者，女，11岁

出现全身皮肤紫斑，伴腹痛2天。

　　1周前因患外感出现咳嗽、流涕症状，治疗后缓解。2天前出现全身皮肤紫斑，呈对称性分布，下肢较重，压之不褪色；伴左下腹痛。实验室检查：血沉12mm/h（0～20mm/h）、D-二聚体219μg/L（0～255μg/L）、白细胞计数20.2×10^9/L（3.2×10^9/L～9.7×10^9/L）、抗链球菌溶血素O测定280.00IU/mL（<200IU/mL）、C反应蛋白1mg/L（<5mg/L）、免疫球蛋白测定IgE 308IU/mL（<165IU/mL）。

第一次结肠镜： 全结肠可见散在片样红斑，表面光滑，降结肠至横结肠可见大片样红斑呈环周分布；回盲瓣充血水肿；末端回肠可见散在片样充血。

内镜诊断： 结肠炎［过敏性紫癜（腹型）可能］。

治疗方案： 葡萄糖酸钙注射液10mL，静脉滴注，1次/日；参芪葡萄糖注射液100mL，静脉滴注，1次/日；断血流滴丸3g，口服，3次/日；中药汤剂治疗，以四妙散合犀角地黄汤加减以清热燥湿，凉血止血，全方如下：炒黄柏9g、苍术9g、薏苡仁10g、川牛膝10g、水牛角丝30g、仙鹤草30g、白茅根15g、川芎10g、丹参10g、威灵仙15g、络石藤15g、生姜2片、大枣2枚，水煎服，随症加减。

第二次结肠镜（20天后）： 直肠至回盲部管腔通畅，黏膜光滑，血管纹理清晰，末端回肠未见异常。

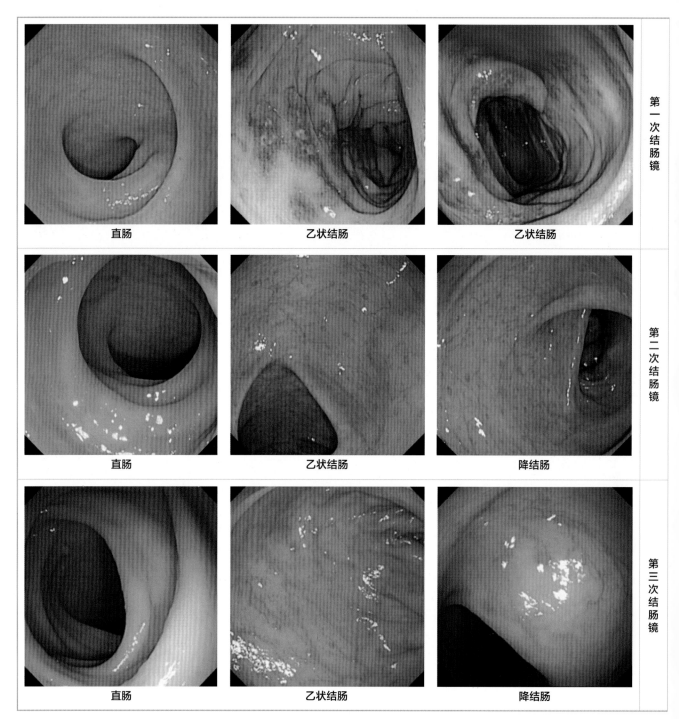

直肠	乙状结肠	乙状结肠
直肠	乙状结肠	降结肠
直肠	乙状结肠	降结肠

第一次结肠镜

第二次结肠镜

第三次结肠镜

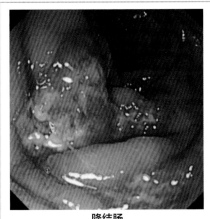

降结肠

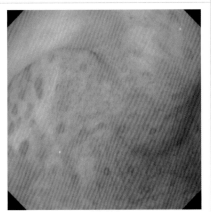

阑尾口

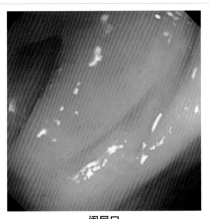

阑尾口

患者，女，53 岁

腹痛 2 周，黑便 1 天。

　　2 周前服用中药后出现腹痛，为脐周持续性钝痛，1 天前出现黑便，伴恶心。查体：脐周及左下腹压痛 (+)。既往史：患肝硬化、门静脉高压症 10 余年。长期服用中药及中成药治疗。实验室检查：D– 二 聚 体 1055μg/L（0 ~ 255μg/L）， 血 小 板 计 数 54.0 × 10^9/L（125 × 10^9/L ~ 350 × 10^9/L）。

第一次结肠镜：乙状结肠可见密集片样充血及糜烂，降结肠肠壁水肿挛缩，可见大片样糜烂呈纵向分布，有浅苔附着，周围黏膜明显充血并略发紫，乙状结肠取检；余结肠及末端回肠未见异常。

病理：(乙状结肠) 黏膜慢性组织炎症，个别腺体轻度异型增生，伴间质内出血。IgA (–)，IgG (–)，IgM (–)。

内镜诊断：结肠炎 [过敏性紫癜（腹型）可能]。

治疗方案：甲基强的松龙 30mg，口服，2 次 / 日；10% 葡萄糖酸钙注射液 20mL，静脉滴注，1 次 / 日。

第二次结肠镜（2 周后）：全结肠黏膜光滑，可见散在点样充血，血管纹理欠清晰；末端回肠未见异常。

第三次结肠镜（半年后）：全结肠黏膜光滑，散在点样充血（较上次肠镜检查明显减少），血管纹理清晰；末端回肠未见异常。

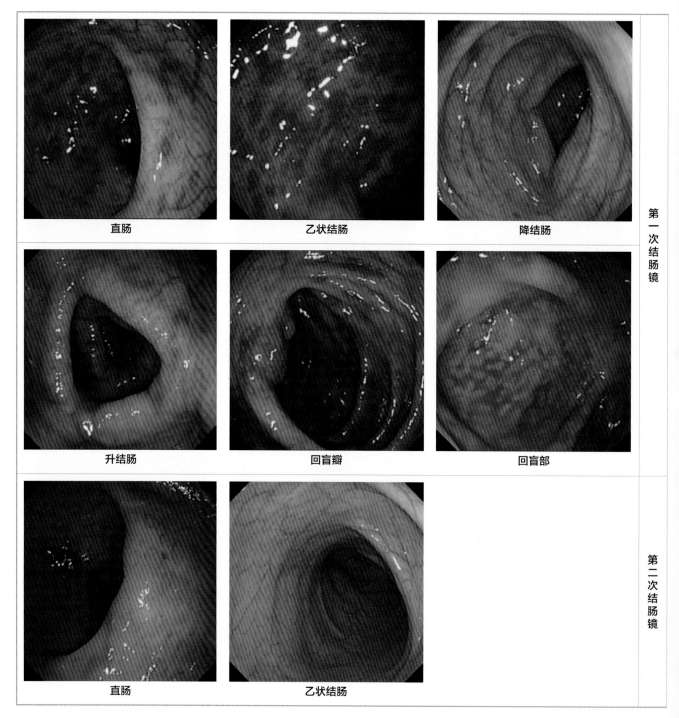

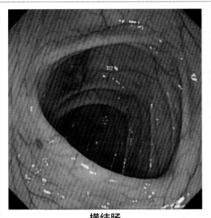

横结肠

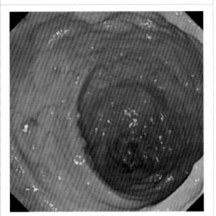

末端回肠

患者，男，12岁

出现全身皮肤出血点伴间断腹痛 1 周。

　　1 周前无明确诱因出现全身皮肤出血点，呈对称分布，伴间断腹痛、肌肉关节肿痛，无便血及黑便。查体：中下腹压痛（+），肠鸣音 5～6 次 /min。实验室检查：血沉 33mm/h（0～15mm/h）、D- 二聚体 1143μg/L（0～255μg/L）、白细胞计数 13.6×10⁹/L（3.2×10⁹/L～9.7×10⁹/L）、抗链球菌溶血素 O 测定 703.01IU/mL（＜200IU/mL）、C 反应蛋白 37.21 mg/L（＜5mg/L）。

第一次结肠镜：直肠、乙状结肠及回盲部密集点样红斑，以回盲部为重，回盲瓣充血水肿；余结肠及末端回肠未见异常。

内镜诊断：结肠炎［过敏性紫癜（腹型）可能］。

治疗方案：地塞米松注射液 4mg，静脉滴注，1 次 / 日。

第二次结肠镜（1 个月后）：直肠可见散在点片样充血，血管纹理模糊；余结肠及末端回肠未见异常。

2. 缺血性肠炎

　　缺血性肠炎（IC）是因肠道供血不足或（和）回流受阻导致肠壁血液循环障碍所引起的急性或慢性炎症性病变。轻者，表现为腹痛、腹泻、便血；严重者，则可能发生肠壁坏死、穿孔。

　　50 岁以上或特殊药物（如利尿剂、口服避孕药，以及某些血管活性药物等）服用人群好发。

临床表现

　　主要表现为腹痛、腹泻、便血。

　　腹痛多呈突发性，为阵发性或持续性绞痛，多见于脐周或下腹部，腹痛剧烈，常伴有大汗及呕吐。腹痛出现后多有排便，继而出现便血，为鲜红色血便。

内镜表现

　　主病变：沿结肠带走行的纵向糜烂或溃疡；严重者，呈环周分布。

　　发病部位：左半结肠发病占 80%，病变多以脾曲为中心分布（左半结肠的血供主要来自肠系膜下动脉及其分支，肠系膜下动脉与腹主动脉夹角较小，且管径较细，来自腹主动脉的栓子较容易进入肠系膜下动脉及其分支造成栓塞）；可发生于全结肠，直肠很少受累（直肠为多路供血）。

　　主病变周围黏膜情况：溃疡周边黏膜充血水肿；病变之间的黏膜大多正常。

病理表现

　　大量纤维素血栓和巨噬细胞内含铁血黄素沉着是本病的特征。

　　其余表现有黏膜水肿、淋巴细胞及中性粒细胞浸润、毛细血管扩张等。

诊断

　　（1）有动脉粥样硬化病史或特殊药物服用史。

　　（2）有主要临床表现及典型的内镜下表现。

　　（3）影像检查（如 CT）提示肠壁水肿，以及 CT 血管成像（CTA）或血管造影（DSA）提示肠道供血血管栓塞或痉挛。

　　（4）血浆 D- 二聚体升高（80% 以上出现）。

鉴别诊断

　　缺血性肠炎与过敏性紫癜（腹型）患者在临床中往往均先有剧烈腹痛，后出现便血。疾病早期表现相似，鉴别诊断较为关键。

　　过敏性紫癜（腹型）内镜下往往表现为散在的大小不一的瘀点及瘀斑，以及有纵向排列趋向的浅溃疡，溃疡周边黏膜水肿并发紫，肠壁往往有挛缩。缺血性肠炎引起的腹痛往往更加剧烈，内镜下典型表现为沿结肠带走行分布的纵向溃疡，溃疡周边黏膜发红；严重者，黏膜呈环周水肿、糜烂、溃疡，黏膜坏死，色泽紫暗。

治疗及预后

　　一般治疗：禁食补液，进行扩容及扩血管治疗，预防感染。

　　介入治疗：立足于血管造影，如发现血管狭窄、闭塞或血栓，可视病情选择气囊扩张、局部给药或取栓等方法，以改善病情。

　　外科治疗：如出现肠坏死和（或）肠穿孔，需进行外科处理。

（安彦军　李玉婵）

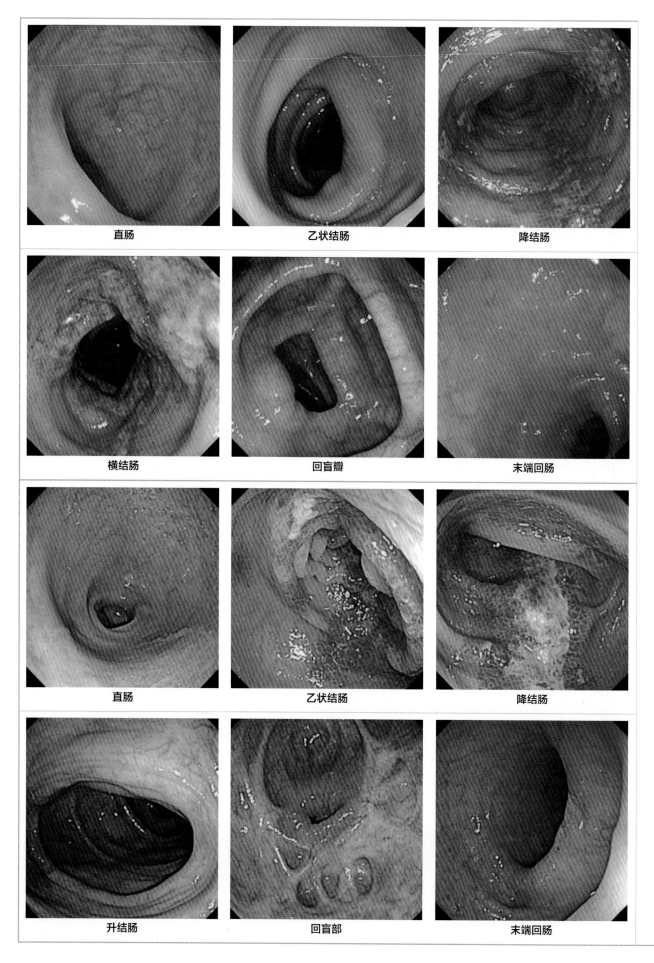

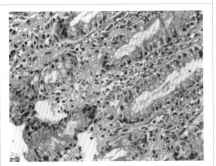

横结肠

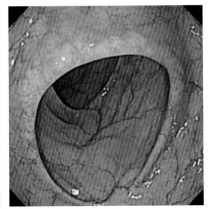

×200

患者，男，42岁

腹痛、便血1天。

　　1天前饮用大量冰镇啤酒（约3000mL），7h后出现左下腹痛，较剧烈，伴鲜红色血便，便后痛减。实验室检查：D-二聚体260μg/L（0~255μg/L）。

结肠镜： 降结肠至横结肠中段可见3条沿结肠带走行的纵向溃疡，浅苔附着，周边黏膜充血水肿明显，降结肠处取检；余结肠及末端回肠未见异常。

病理：（降结肠）黏膜组织慢性炎症，伴间质内出血，部分腺上皮呈轻度非典型性增生。

内镜诊断： 结肠炎（缺血性肠炎可能）。

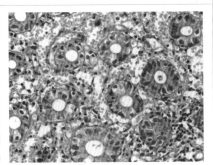

横结肠

×200

患者，女，85岁

腹痛、便血3天。

　　3天前无明确诱因出现腹痛，大便次数增多，5~6次/日，为鲜红色血便；伴头晕、恶心、食欲不振。查体：腹部微隆，腹软，左下腹压痛明显，有轻微反跳痛，肠鸣音4~5次/min。既往史：高血压病史20余年，口服"施慧达"2.5mg/日，血压控制可，9年前患脑梗死，现左侧肢体活动稍受限。

结肠镜： 距肛门28~40cm乙状结肠至降结肠肠壁挛缩，可见多发纵行溃疡，被覆白苔，溃疡周边黏膜充血、水肿明显，乙状结肠溃疡处取检；回盲部变形，黏膜纠集，呈瘢痕样表现，表面光滑；余结肠及末端回肠未见异常。

病理：（乙状结肠）黏膜组织慢性炎症，伴间质出血坏死。

内镜诊断： 结肠炎（缺血性肠炎可能）。

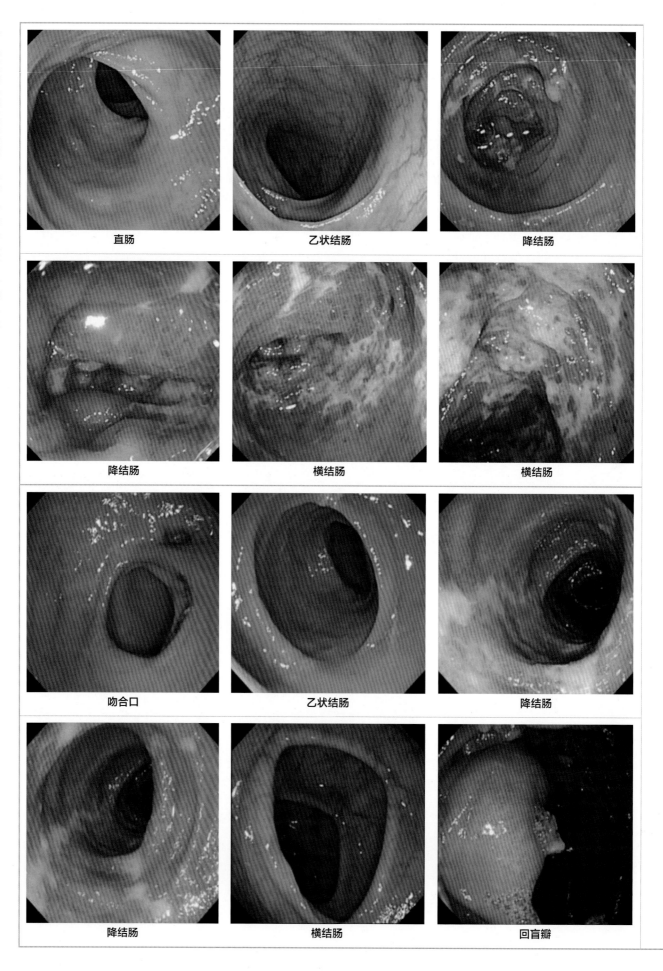

直肠　　乙状结肠　　降结肠

降结肠　　横结肠　　横结肠

吻合口　　乙状结肠　　降结肠

降结肠　　横结肠　　回盲瓣

患者，女，60岁

腹痛3天，加重伴便血1天。

　　3天前无明确诱因出现腹痛，为持续性钝痛，1天前出现便血，共5次，鲜红色。查体：脐周压痛（+)，反跳痛（-）；实验室检查：C反应蛋白 8.1mg/L（< 5mg/L），血小板计数 11.8×10^9/L（125×10^9/L ~ 350×10^9/L）。

结肠镜： 进镜至距肛门约60cm横结肠，肠壁严重水肿，终止进镜。在距肛门30 ~ 60cm降结肠至横结肠处可见多发纵向溃疡，表面被覆白苔，周边黏膜发红，横结肠肠壁水肿较重，取检；直肠、乙状结肠未见明显异常。
病理： （横结肠）黏膜组织慢性炎症，伴腺体轻度异型增生。
内镜诊断： 结肠炎（缺血性肠炎可能）。

患者，男，80岁

左下腹痛伴便血2天。

　　2天前无明确诱因出现左下腹痛，疼痛较为剧烈，伴便血，3~5次/日。既往史：2013年行结肠癌根治术，2型糖尿病病史2年。查体：左下腹肌紧张，有压痛、反跳痛。

结肠镜： 距肛门约10cm处可见吻合口，表面黏膜发红；距肛门25 ~ 40cm降结肠可见沿结肠带走行的纵向糜烂，表面白苔附着，周边黏膜充血、水肿，取检；余结肠及末端回肠未见异常。
病理： （降结肠）黏膜组织慢性炎症，伴腺体轻度异型增生。
内镜诊断： 结肠炎（缺血性肠炎可能）。

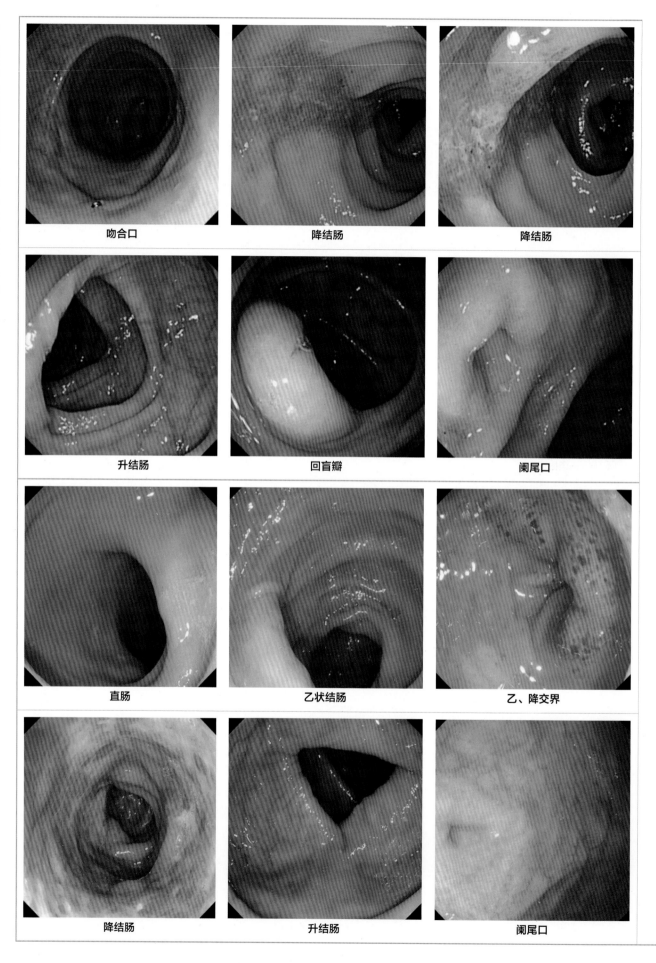

吻合口　　　　　　　降结肠　　　　　　　降结肠

升结肠　　　　　　　回盲瓣　　　　　　　阑尾口

直肠　　　　　　　　乙状结肠　　　　　　乙、降交界

降结肠　　　　　　　升结肠　　　　　　　阑尾口

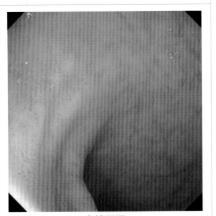

横结肠

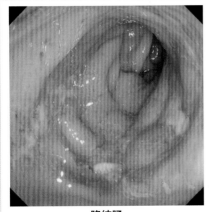

末端回肠

患者，男，70岁

腹泻伴便血2天。

　　2天前无明确诱因出现腹痛，为胀痛，随即出现便血，5～6次/日，鲜红色。既往史：1989年行结肠癌根治术，高血压、脑梗死病史10余年，高脂血症病史3年。实验室检查：D-二聚体260μg/L（0～255μg/L）；甘油三酯1.98mmol/L（<1.70mmol/L）；便潜血（+）。

结肠镜： 距肛门约15cm处可见吻合口，表面光滑，降结肠可见沿结肠带走行的纵向溃疡，浅白苔附着，周围黏膜发红；余结肠及末端回肠未见异常。

内镜诊断： 结肠炎（缺血性肠炎可能）。

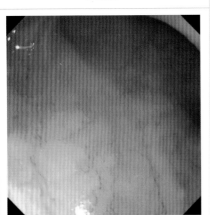

降结肠

末端回肠

患者，男，72岁

腹痛、腹泻伴间断便血5天。

　　5天前无明确诱因出现下腹痛，痛势较缓，继而腹泻，3～4次/日，间断便中带血，偶有心慌，食欲不振，睡眠差。

结肠镜： 自乙状结肠、降结肠交界处至降结肠黏膜广泛充血、水肿，降结肠可见不规则纵向溃疡呈节段性分布，溃疡表面浅苔附着，周边黏膜发红，溃疡处管壁挛缩；余结肠及末端回肠未见异常。

内镜诊断： 结肠炎（缺血性肠炎可能）。

3. 嗜酸性粒细胞性肠炎

嗜酸性粒细胞性肠炎是由特殊食物过敏引起肠壁嗜酸性粒细胞浸润，出现相关临床表现的肠道炎症性疾病。根据肠壁浸润层次可分为黏膜型、肌层型、浆膜型。

男：女发病比例约有 2：1，1937 年首次报道。

临床表现

腹痛、腹泻、便血、脓血便；梗阻、穿孔、腹水少见。

内镜表现（结肠镜）

主要表现：黏膜水肿、增厚、发白，以及口疮样糜烂、溃疡。

其他表现：也可见多发片样黏膜充血及点样糜烂，病变区黏膜血管纹理不清。

发病部位：全结肠及末端回肠可见。

病理表现

病理可见受累肠道黏膜有局灶或弥漫性嗜酸性粒细胞浸润，> 60 个 /HPF。

部分病例仅某一肠段受累，其余肠段在内镜下均无明确异常表现，于非受累肠段活检也可见大量嗜酸性粒细胞浸润，故对怀疑本病者，非受累肠段也应进行活检。

诊断

（1）有主要临床表现。

（2）有特征性内镜表现。

（3）黏膜组织病理示：嗜酸性粒细胞 > 60 个 /HPF 为确诊的直接依据。

鉴别诊断

本病主要应与溃疡性结肠炎相鉴别：溃疡性结肠炎的内镜表现主要为黏膜弥漫性、连续性、均一性充血水肿，散在点样或裂隙样溃疡并有白苔附着，血管纹理模糊。直肠及阑尾口周围好发，也可见于全结肠，但末端回肠往往无病变。病理表现为黏膜组织慢性炎症，伴隐窝脓肿，部分病例中可有少量嗜酸性粒细胞浸润，但均 < 50 个 /HPF。而患嗜酸性粒细胞性肠炎时直肠往往不一定受累，且病变不一定为连续性及弥漫性分布，病变之间黏膜血管纹理常清晰。

治疗

（1）筛查并隔离过敏源。

（2）常规进行抗过敏治疗（酮替芬常常有效）。

（3）给予糖皮质激素及免疫抑制剂治疗：泼尼松 20 ～ 40mg/d，服药 1 ～ 2 周，症状控制后可减量维持，逐渐停药；给予免疫抑制剂（如硫唑嘌呤）、肥大细胞膜稳定剂（如色甘酸钠）等。

（安彦军 赵成功）

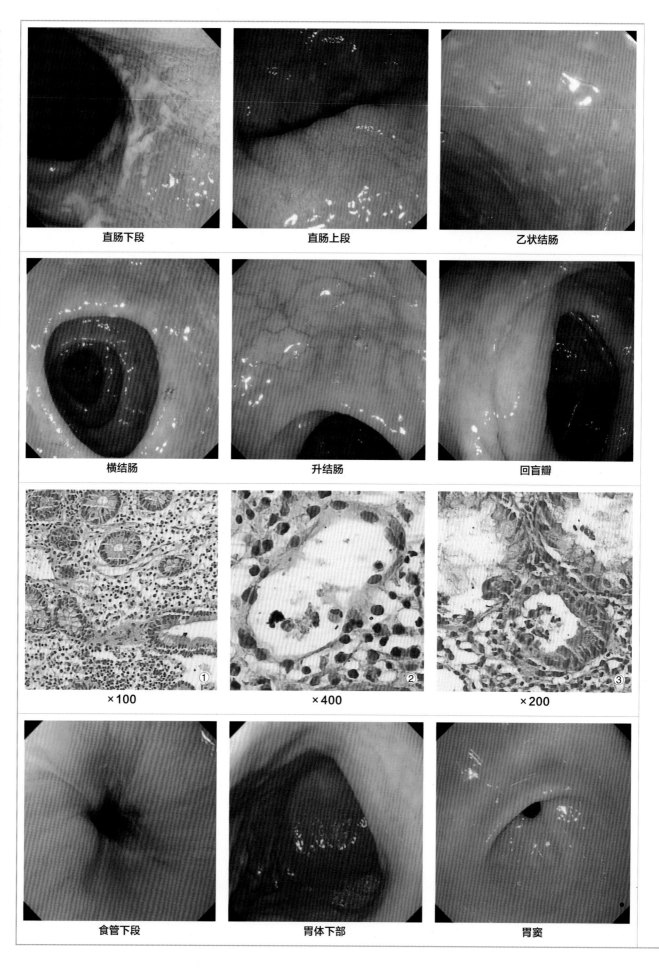

直肠下段

直肠上段

乙状结肠

横结肠

升结肠

回盲瓣

①

×100

②

×400

③

×200

食管下段

胃体下部

胃窦

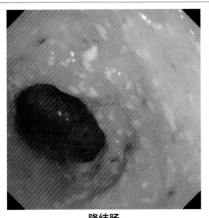

降结肠

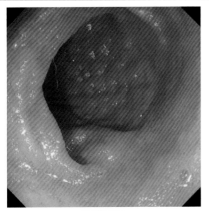

末端回肠

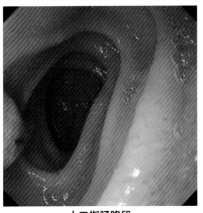

十二指肠降段

患者，女，11岁

间断腹痛伴黏液脓血便6年余。

　　4岁半时开始发病，发病初期偶有便血，后出现腹痛、腹泻及黏液脓血便，大便10余次/日，便后腹痛不缓解。在外院曾先后5次行结肠镜检查，均诊断为溃疡性结肠炎。予强的松片40mg，口服，1次/日，症状可完全缓解，已维持2年；每减量至20mg/d，症状即再次出现。实验室检查：嗜酸性粒细胞百分比20.7%（0.4%~8.0%），嗜酸性粒细胞计数$21.9 \times 10^9/L$（$0.02 \times 10^9/L$~$0.52 \times 10^9/L$），C反应蛋白、血沉均在正常范围。

结肠镜：全结肠黏膜可见弥漫性水肿增厚并发白，血管纹理消失，触碰易出血，管腔柔软，直肠下段可见一大片样溃疡，浅苔附着；直肠至横结肠可见散在口疮样溃疡，呈片样分布，白苔附着，回盲瓣及末端回肠未见明显异常，末端回肠、降结肠及直肠取检。

病理：（如左页图所示）

　　①/②：黏膜间质内密集嗜酸性粒细胞浸润。③：毛细血管内、血管壁及血管周围密集嗜酸性粒细胞浸润。

　　（末端回肠、结肠）黏膜固有层内可见弥漫性嗜酸性粒细胞浸润，部分血管腔内、腺腔内可见嗜酸性粒细胞浸润，间质水肿，少许黏膜肌层内也可见少量嗜酸性粒细胞，结合临床符合嗜酸性粒细胞性肠炎的诊断。

内镜诊断：嗜酸性粒细胞性肠炎。

胃镜：食管、胃及十二指肠未见明确异常。

治疗方案：嘱患者停止食用所有蛋白及奶制品，酮替芬1mg，口服，2次/日，1周后腹痛、腹泻症状消失，未再出现脓血便。经逐步排查，确认为牛奶过敏。2个月后患者身高增长3cm，现身高165cm。

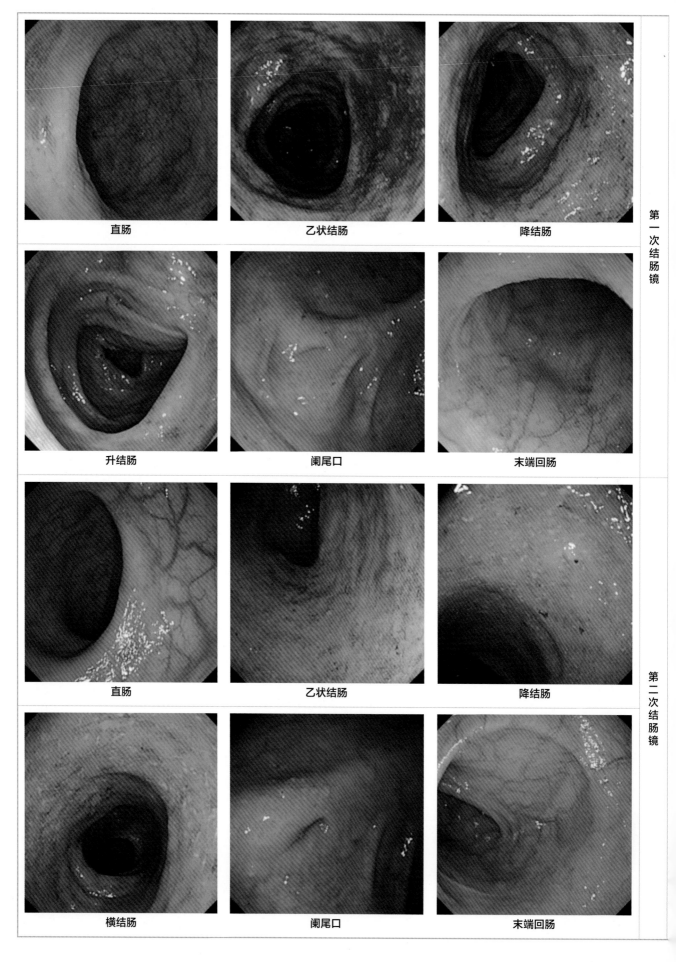

第一次结肠镜

直肠　　　　　　乙状结肠　　　　　　降结肠

升结肠　　　　　　阑尾口　　　　　　末端回肠

第二次结肠镜

直肠　　　　　　乙状结肠　　　　　　降结肠

横结肠　　　　　　阑尾口　　　　　　末端回肠

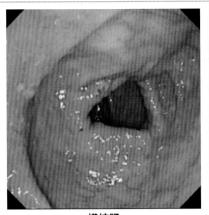

横结肠

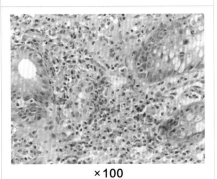

×100

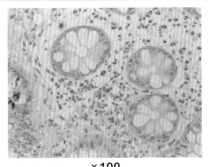

×100

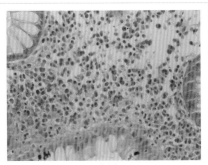

×100

患者，男，59 岁

间断腹痛、腹泻、黏液脓血便 2 年。

　　2 年前无明确诱因出现大便次数增多，10 次 / 日，伴腹痛、黏液脓血便。就诊于外院，诊断为溃疡性结肠炎，口服美沙拉嗪缓释颗粒 0.5g，2 次 / 日，病情缓解。近日上述症状再次出现，大便 2 ~ 3 次 / 日。实验室检查：血沉 24mm/h（0 ~ 15mm/h）、嗜酸性粒细胞百分比 7.8%（0.4% ~ 8.0%），嗜酸性粒细胞计数 0.8×10^9/L（0.02×10^9/L ~ 0.52×10^9/L），D- 二聚体 286μg/mL（0 ~ 255μg/mL），血清肌酸激酶–同工酶测定 117.83U/L（0 ~ 24U/L）。

结肠镜：乙状结肠至降结肠可见弥漫性、连续性并均一性充血水肿，血管纹理不清，散在不规则点样溃疡并白苔附着，乙状结肠可见散在新鲜出血，取检；直肠、升结肠及回盲部可见散在片样充血，黏膜光滑，局部可见较为清晰的血管网。末端回肠可见散在小片样出血。
病理：（乙状结肠）黏膜组织慢性炎症，伴较多嗜酸性粒细胞浸润，＞ 60 个 /HPF。
内镜诊断：结肠炎（嗜酸性粒细胞性肠炎可能）。

　　为明确诊断，再次行结肠镜检查：直肠、升结肠及回盲部可见散在点片样充血及点样溃疡，直肠充血区周围黏膜血管纹理清晰；乙状结肠至结肠肝曲可见弥漫性、连续性并均一性黏膜充血水肿，密集点样溃疡，黏膜血管纹理不清；末端回肠未见明显异常；末端回肠、横结肠及直肠取检。

病理：（末端回肠、横结肠、直肠）嗜酸性粒细胞性肠炎。
内镜诊断：嗜酸性粒细胞性肠炎。

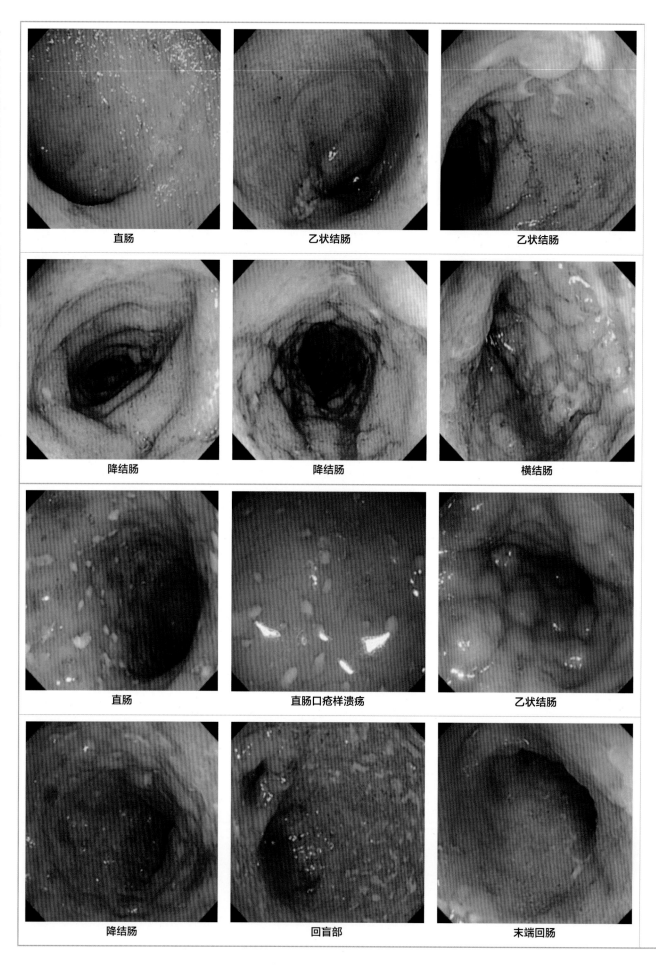

直肠	乙状结肠	乙状结肠
降结肠	降结肠	横结肠
直肠	直肠口疮样溃疡	乙状结肠
降结肠	回盲部	末端回肠

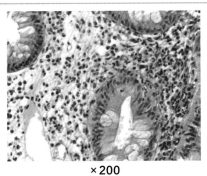

×200

> **患者，女，56 岁**

间断黏液脓血便伴腹痛 1 年，加重 7 天。

　　1 年前无明确诱因间断出现黏液脓血便，伴腹痛，先后就诊于多家医院，诊断为溃疡性结肠炎，治疗后缓解。7 天前上述症状再次出现，脓血便 10 余次 / 日。实验室检查：嗜酸性粒细胞百分比 2.1%（0.4% ~ 8.0%），嗜酸性粒细胞计数 0.1 × 10⁹/L（0.02 × 10⁹/L ~ 0.52 × 10⁹/L），C 反应蛋白 4.9mg/L（< 5mg/L），血小板计数 582 × 10⁹/L（125 × 10⁹/L ~ 350 × 10⁹/L），D- 二聚体 289μg/L（0 ~ 255μg/L）。

结肠镜： 进镜达横结肠，因肠壁水肿严重，未继续进镜。直肠至横结肠黏膜明显水肿增厚，表面凹凸不平呈颗粒样表现，血管纹理消失，乙状结肠至横结肠可见散在片样及裂隙样溃疡并白苔附着，散在自然出血；乙状结肠、降结肠及直肠取检。

病理：（乙状结肠及降结肠）黏膜组织慢性炎症，可见隐窝脓肿。嗜酸性粒细胞计数 > 60 个 /HPF，< 80 个 /HPF，刚果红染色（-），抗酸染色（-）；（直肠上段）黏膜组织慢性炎症。嗜酸性粒细胞计数 > 20 个 /HPF，< 50 个 /HPF，刚果红染色（-），抗酸染色（-）。

内镜诊断： 嗜酸性粒细胞性肠炎。

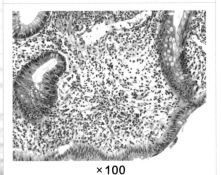

×100

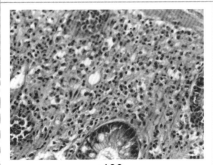

×100

> **患者，女，72 岁**

间断腹泻 4 年，加重 5 个月。

　　4 年前无明确诱因出现腹泻，5 ~ 8 次 / 日，无黏液、脓血，不伴腹痛。就诊于外院，考虑为肠结核，予抗结核治疗 1 月余，症状改善。此后症状反复出现，曾先后 3 次行抗结核治疗。5 个月前症状加重，大便 8 ~ 9 次 / 日，无黏液、脓血，无腹痛、潮热、盗汗，外院行结肠镜检查示：溃疡性结肠炎，予抗炎治疗等，症状缓解不明显。4 年内体重下降 20kg。实验室检查：嗜酸性粒细胞百分比 0.6%（0.4% ~ 8.0%），嗜酸性粒细胞计数 0.1 × 10⁹/L（0.02 × 10⁹/L ~ 0.52 × 10⁹/L）、血沉 49mm/h（0 ~ 20mm/h）、D- 二聚体 607μg/L（0 ~ 255μg/L）。

结肠镜： 全结肠及末端回肠黏膜弥漫性、连续性充血水肿，散在不规则点样及裂隙样溃疡并白苔附着；直肠至降结肠黏膜水肿增厚，局部呈"铺路石样"改变，直肠多发口疮样溃疡，白苔附着；回盲部密集不规则溃疡，回盲瓣变形；直肠、回盲部及末端回肠取检。

病理：（末端回肠、回盲部、直肠）黏膜组织慢性炎症，可见大量嗜酸性粒细胞浸润（> 60 个 /HPF）。

内镜诊断： 嗜酸性粒细胞性肠炎。

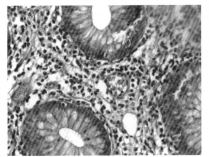

×100

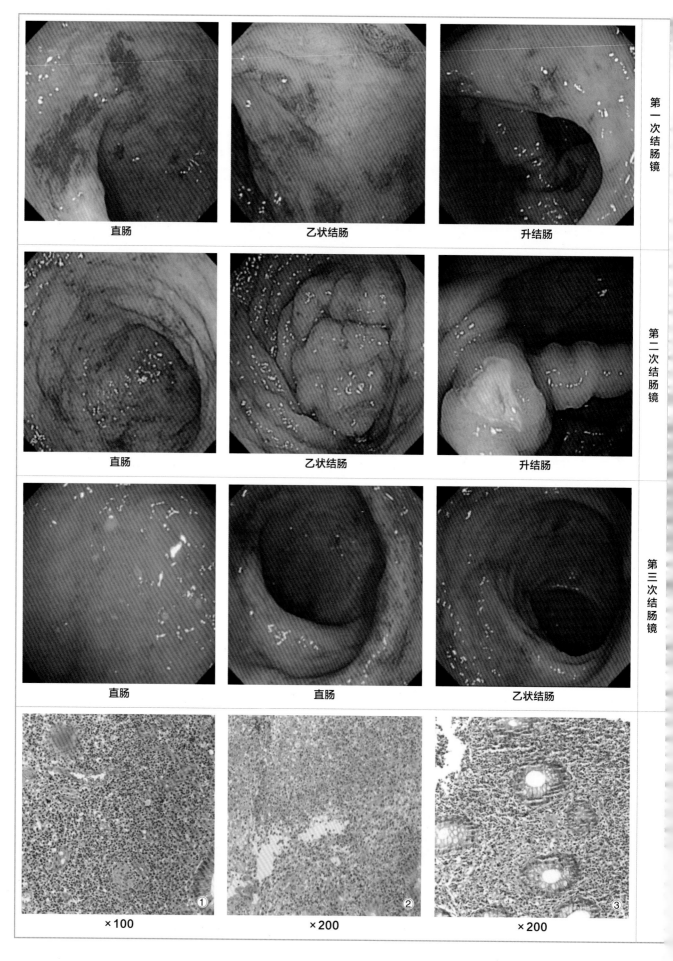

直肠	乙状结肠	升结肠
直肠	乙状结肠	升结肠
直肠	直肠	乙状结肠
×100 ①	×200 ②	×200 ③

第一次结肠镜

第二次结肠镜

第三次结肠镜

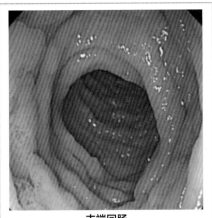

末端回肠

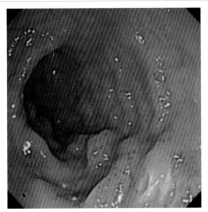

末端回肠

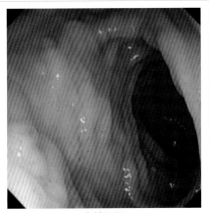

末端回肠

患者，女，18岁

间断腹痛、腹泻，黏液脓血便5年。

　　5年前无明确诱因出现腹痛、腹泻，偶有黏液脓血便，大便最多20次/日。血红蛋白80g/L（110～150g/L），血沉93mm/h（0～20mm/h）。曾先后就诊于多家医院并行肠镜检查，诊断为溃疡性结肠炎，长期使用美沙拉嗪、调节菌群制剂治疗，疗效不佳。曾两次予糖皮质激素（强的松片，最大剂量50mg/d）治疗，症状可完全缓解，激素减量为20mg/d时症状再次出现；3年前曾口服硫唑嘌呤治疗半年，症状缓解，停药后症状再次出现。1年前就诊于笔者所在医院，内镜诊断：结肠炎（性质待定），口服中药治疗，仍间断腹痛、腹泻，黏液脓血便，伴头晕、乏力。实验室检查：血沉57mm/h（0～20mm/h），血红蛋白最低时为48g/L。既往史：2011年发现患先天性心脏病，动脉导管未闭。

第一次结肠镜（2014年5月12日）：直肠、乙状结肠、升结肠及回盲部可见散在片样红斑及口疮样溃疡，直肠至乙状结肠密集，溃疡底部浅苔附着，溃疡周围黏膜水肿明显，直肠及乙状结肠取检；末端回肠可见散在片样充血；降结肠至横结肠未见异常。
病理：（直肠及乙状结肠）黏膜组织慢性炎症，见图①。
内镜诊断：结肠炎性质待定（嗜酸性粒细胞性肠炎可能）

第二次结肠镜（7个月后）：直肠至乙状结肠黏膜水肿增厚，多发片样充血，充血旁黏膜可见清晰血管网；升结肠至回盲部散在片样溃疡，最大0.8cm×0.8cm；末端回肠可见多发片样充血，散在大小0.5cm×0.5cm的浅溃疡，回盲瓣取检；降结肠至横结肠未见异常。
病理：（回盲瓣）黏膜组织慢性炎症，伴较多嗜酸性粒细胞浸润，见图②。
内镜诊断：结肠炎性质待定（嗜酸性粒细胞性肠炎可能）。

第三次结肠镜（2015年7月6日）：全结肠黏膜散在充血水肿，直肠及乙状结肠较重，可见散在大片样充血、点样及小片样溃疡并白苔附着，直肠及乙状结肠取检；末端回肠黏膜水肿发白。
病理：（直肠）黏膜组织慢性炎症，可见大量嗜酸性粒细胞浸润（＞60个/HPF），小血管壁可见中性粒细胞浸润，请结合临床，见图③。
内镜诊断：嗜酸性粒细胞性肠炎。

　　患者第三次结肠镜检查病理提示直肠黏膜组织慢性炎症，可见大量嗜酸性粒细胞浸润（＞60个/HPF）。对前两次结肠镜检查所取检组织的病理切片进行回顾，证实两次结肠镜黏膜活检标本均有大量嗜酸性粒细胞浸润，且均＞60个/HPF。

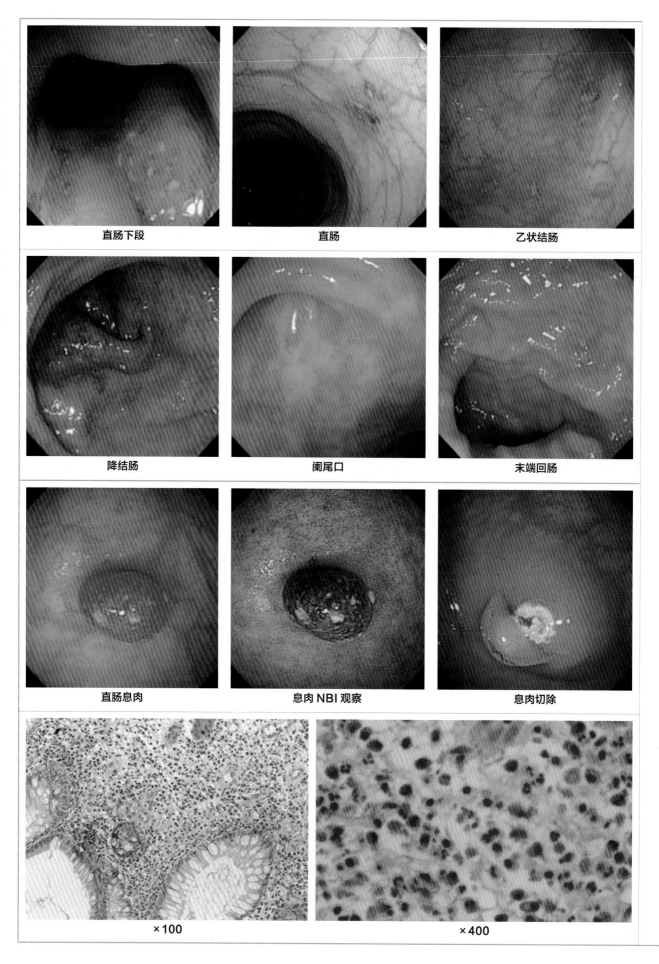

直肠下段 直肠 乙状结肠

降结肠 阑尾口 末端回肠

直肠息肉 息肉 NBI 观察 息肉切除

×100 ×400

4. # 放射性肠炎

放射性肠炎是由放射线照射引起的肠道炎症性疾病，发病时间为肠道接受放射线照射后 2 个月至 10 年。

临床表现

便血、腹泻、腹痛、肠梗阻、肛周疼痛等。

结肠镜表现

肠道受累黏膜发白、血管纹理消失，新生毛细血管呈簇状漂浮样分布，可伴溃疡、自然出血或瘘形成。

诊断

(1) 有放射线照射治疗病史。

(2) 有主要临床表现。

(3) 有特征性内镜表现。

治疗

(1) 一般治疗：保持大便松软、通畅，并给予营养支持。

(2) 给予激素灌肠治疗。

(3) 必要时进行外科介入。

(4) 进行中药治疗。

分类

	放射性肠炎的内镜下分类（分田）
0a 度	内镜下未见异常
0b 度	毛细血管变得稀疏，部分呈丛状扩张，无出血及易出血性
Ia 度	黏膜面散在发红和毛细血管，脆，易出血
Ib 度	无溃疡，弥漫性发红，更加易出血
II 度	形成有灰色黏膜性、痂皮样白苔的溃疡
III 度	在 II 度表现的基础上，可见肠腔的狭窄
IV 度	在 III 度表现的基础上，形成瘘

（安彦军　郝浩森）

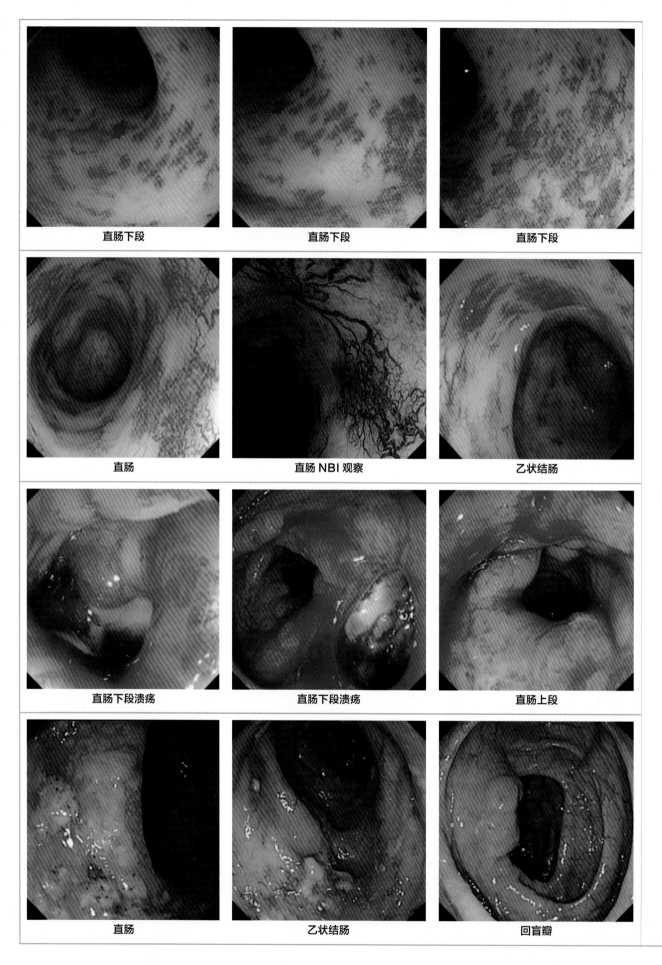

直肠下段　　　　　直肠下段　　　　　直肠下段

直肠　　　　　直肠 NBI 观察　　　　　乙状结肠

直肠下段溃疡　　　　　直肠下段溃疡　　　　　直肠上段

直肠　　　　　乙状结肠　　　　　回盲瓣

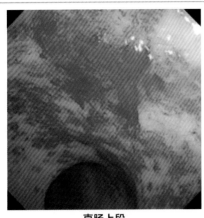

直肠上段

患者，女，64 岁

便血 2 个月。

　　既往史：1 年前因宫颈癌行放射治疗。

结肠镜：全结肠黏膜发白，血管网消失；直肠可见密集新生毛细血管呈簇状漂浮样分布，并可见局部自然出血。

内镜诊断：放射性肠炎（伴出血）。

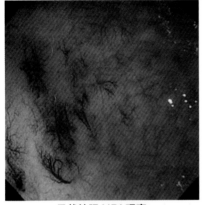

乙状结肠 NBI 观察

患者，女，70 岁

便血 1 个月。

　　既往史：半年前曾因宫颈癌行放射治疗。

结肠镜：直肠至乙状结肠黏膜发白，血管网消失；可见密集新生毛细血管呈簇状漂浮样分布，散在自然出血；余结肠未见异常。

内镜诊断：放射性肠炎（伴出血）。

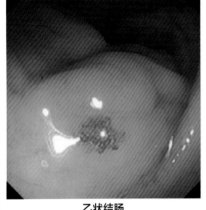

乙状结肠

患者，女，57 岁

便血 1 个月。

　　既往史：2 个月前因宫颈癌行放射治疗。

结肠镜：进镜达乙状结肠，直肠处有大量鲜红色肠液存留；距肛门约 4cm 处的直肠腹侧壁可见一巨大深凹样溃疡，范围 1.5cm×1.2cm，底部可见白苔，周边黏膜水肿并可见自然出血；直肠至乙状结肠血管网消失，可见新生毛细血管呈簇状漂浮样分布（直肠密集），散在自然出血。

内镜诊断：放射性肠炎（伴出血）。

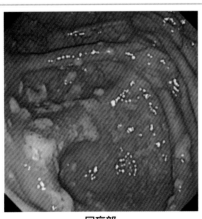

回盲部

患者，女，45 岁

腹泻伴便血 3 个月。

　　既往史：2 年前因宫颈癌行放射治疗。

结肠镜：直肠、乙状结肠及阑尾口周围黏膜红肿，血管纹理不清，黏液附着，可见多发小片状溃疡，直肠至乙状结肠黏膜下血管网消失，可见散在新生毛细血管呈簇状漂浮样分布；余结肠未见异常。

内镜诊断：放射性肠炎（伴感染可能）。

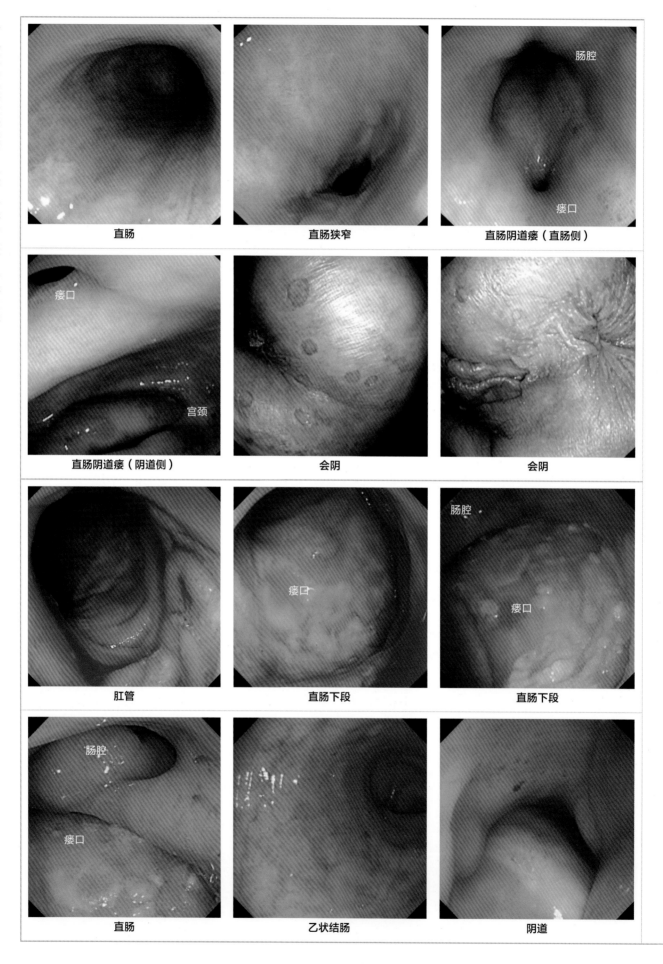

直肠

直肠狭窄

直肠阴道瘘（直肠侧）

直肠阴道瘘（阴道侧）

会阴

会阴

肛管

直肠下段

直肠下段

直肠

乙状结肠

阴道

患者，女，44岁

腹泻半个月。

　　既往史：10年前因宫颈癌行放射治疗。实验室检查：D-二聚体907μg/L（0～255μg/L），血红蛋白98.0g/L（110～150g/L），白蛋白29.1g/L（35.0～52.0g/L），总蛋白48.9g/L（60.0～80.0g/L）。

结肠镜： 直肠上段管腔狭窄，内镜不能通过。直肠黏膜发白，血管网消失；距肛门约6cm处直肠腹侧壁可见一瘘口。会阴部皮肤发白，散在片状糜烂；自阴道内可见黄色粪液持续流出，进镜阴道中段背侧壁可见一瘘口，并可见黄色粪液由瘘口流出。
内镜诊断： ①放射性肠炎（伴狭窄）。②直肠—阴道瘘。

患者，女，56岁

间断肛周疼痛4年。

　　既往史：4年前曾因宫颈癌行放射治疗。

结肠镜： 进镜达乙状结肠。肛管黏膜发红水肿，局部自然出血；直肠管腔变形，黏膜发白，腹侧壁可见一范围2.5cm×2.5cm的瘘口，未进入；乙状结肠血管纹理模糊。进镜可见阴道黏膜发白，未见瘘口。
内镜诊断： ①放射性肠炎。②直肠瘘（方向不明）。

5. 阿米巴肠炎

阿米巴肠炎是由溶组织内阿米巴引起的肠道感染性疾病。溶组织内阿米巴分包囊和滋养体两个生理阶段，滋养体为致病阶段。人为溶组织内阿米巴的适宜宿主。

包囊污染的食物和饮水为常见感染源；人群普遍易感。

临床表现

腹泻、便血、脓血便、里急后重、腹痛等。

内镜表现

特征性表现为伴自然出血的疣状溃疡或糜烂，也可表现为不规则溃疡、口疮样糜烂、深凹溃疡或全周性溃疡，多伴分泌物附着并易出血，病变区常有"污秽"的直观感受（病灶自然出血及脓性分泌物同时存在），病变分布部位以回盲部及直肠为主。

病理表现

病理组织学检查发现滋养体。

诊断

（1）有主要临床表现。

（2）有特征性的结肠镜表现：疣状溃疡或糜烂。

（3）新鲜粪便涂片显微镜下观察发现滋养体。

（4）病理组织学检查发现滋养体。

治疗

（1）一般治疗：卧床休息，肠道隔离，营养支持，纠正水、电解质紊乱。

（2）药物治疗：甲硝唑口服（成人），0.4 ~ 0.8g，3 ~ 4 次 / 日，疗程 7 ~ 14 天；常用方案：0.4g，4 次 / 日，疗程 7 ~ 10 天。

（安彦军　张佑蕊）

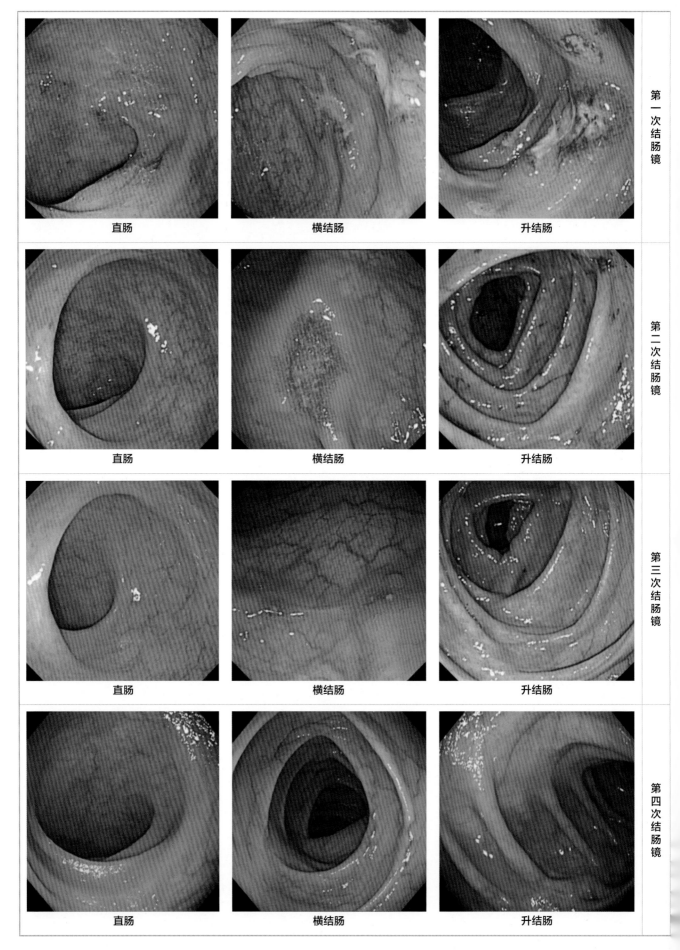

	直肠	横结肠	升结肠	
				第一次结肠镜
				第二次结肠镜
				第三次结肠镜
				第四次结肠镜

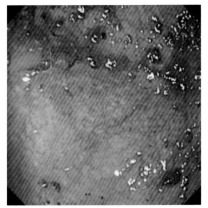

回盲部

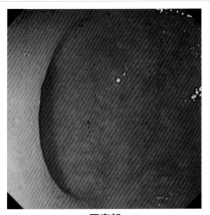

回盲部

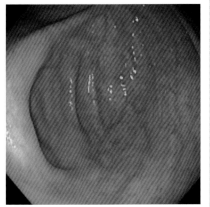

回盲部

回盲部

患者，男，52岁

腹泻伴间断便血半年。

半年前无明确诱因出现腹泻，排便 15～53 次/日，间断便血，无腹痛。曾口服抗生素、5-氨基水杨酸制剂、微生态制剂、中药等进行治疗，疗效不佳，病情反复。实验室检查：便潜血(+)，血红蛋白 111g/L（110～150g/L），总蛋白 63g/L（60.0～80.0g/L），白蛋白 29.2g/L（35.0～52.0g/L），红细胞计数 3.94×10^{12}/L（4.3×10^{12}/L～5.8×10^{12}/L）。

第一次结肠镜： 全结肠可见大小不等的疣状溃疡，以直肠及回盲部较为密集，溃疡表面被覆黄白苔并有自然出血，溃疡间黏膜血管纹理清晰，升结肠取检，末端回肠未见异常。

病理：（升结肠）一块为黏膜组织慢性炎症，伴急性炎症反应，另一块为坏死组织及炎性渗出物，未见阿米巴滋养体。

内镜诊断： 结肠炎（阿米巴肠炎可能）。

治疗方案： 甲硝唑片 0.4g，口服，4 次/日。用药当日腹泻停止，疗程 12 天。

第二次结肠镜（2 周后）： 直肠及回盲部可见散在片样充血；降结肠至结肠肝曲可见散在片样糜烂，周围可见皱襞集中；余结肠及末端回肠未见异常。

第三次结肠镜（3 周后）： 横结肠至结肠肝曲可见散在小片样糜烂，周围可见皱襞集中并息肉样隆起；回盲部可见散在片样黏膜发红；余结肠及末端回肠未见异常。

第四次结肠镜（4 年后）： 全结肠及末端回肠未见异常。

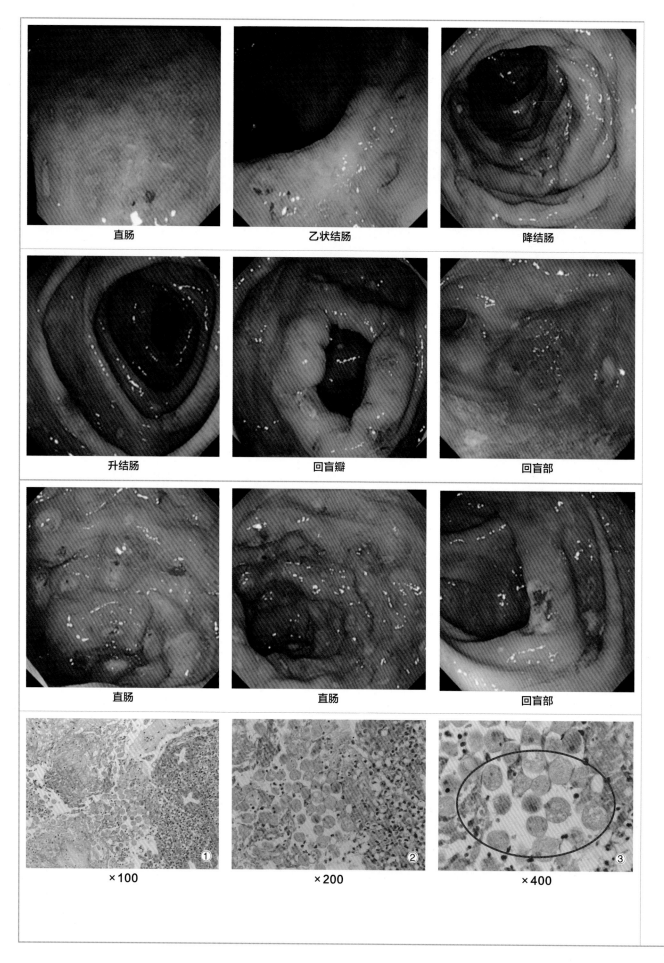

直肠

乙状结肠

降结肠

升结肠

回盲瓣

回盲部

直肠

直肠

回盲部

①　×100

②　×200

③　×400

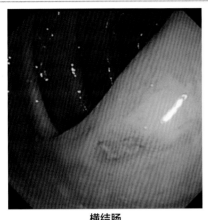

横结肠

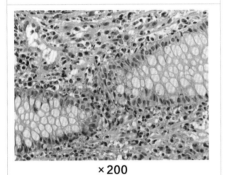

×200

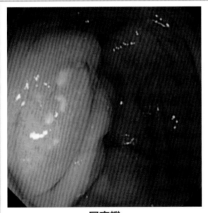

回盲瓣

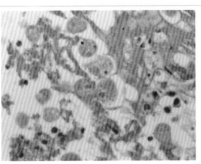

×400

患者，男，28岁

腹泻伴便血1周。

　　1周前无明确诱因出现腹泻，偶伴便血，10次/日。

结肠镜： 全结肠可见散在疣状糜烂（直肠密集），浅苔附着，周边黏膜发红，散在自然出血，周围黏膜血管纹理不清，直肠取检；末端回肠未见异常。

病理：（直肠）黏膜组织慢性炎症，伴嗜酸性粒细胞浸润，未见阿米巴滋养体。

内镜诊断： 结肠炎（阿米巴肠炎可能）。

患者，男，28岁

腹泻、血便5天。

　　5天前无明确诱因出现腹泻并伴血便，排便5~8次/日，伴里急后重。

结肠镜： 直肠及回盲部可见密集疣状糜烂并散在斑片样充血，糜烂表面可见脓性分泌物附着，可见散在自然出血，直肠及回盲部取检；余结肠及末端回肠未见明确异常。

病理： 黏膜间质内可见大量中性粒细胞、嗜酸性粒细胞、淋巴细胞浸润，坏死组织中可见阿米巴滋养体。

左页图③圆圈标识内为阿米巴滋养体。

内镜诊断： 阿米巴肠炎。

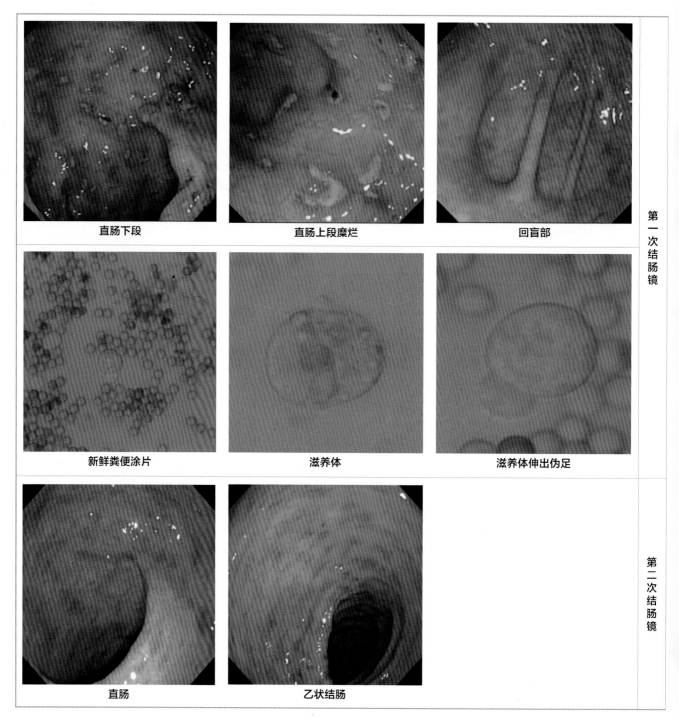

第一次结肠镜

直肠下段	直肠上段糜烂	回盲部
新鲜粪便涂片	滋养体	滋养体伸出伪足

第二次结肠镜

直肠	乙状结肠

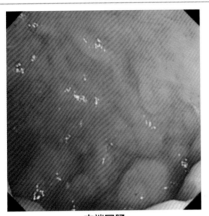

末端回肠

患者，男，25岁

腹痛、腹泻3天。

　　3天前无明确诱因出现腹痛，为下腹部隐痛，伴腹泻，排便8~10次/日，伴里急后重。

第一次结肠镜：直肠至回盲部黏膜密集片样充血；直肠至乙状结肠可见密集疣状糜烂，表面被覆黄白苔，周边黏膜发红，散在自然出血，周围黏膜血管纹理不清；直肠取检。末端回肠未见异常。

　　肠镜检查后立即取新鲜粪便涂片，发现阿米巴滋养体。

病理：（直肠）黏膜组织慢性炎症，间质内可见嗜酸性粒细胞、淋巴细胞及中性粒细胞。

内镜诊断：阿米巴肠炎。

治疗方案：甲硝唑片0.4g，口服，3次/日；用药后腹泻随即停止。

阿米巴肠炎患者粪便涂片：①取感染者排出的新鲜粪便，立即进行实验室检查（如超过30min，滋养体有自溶的可能）。②显微镜下可见：吞噬有红细胞的阿米巴滋养体，动态观察滋养体可变形并伸出伪足。

溶组织内阿米巴可分为包囊和滋养体两个不同生理阶段，成熟的4核包囊为感染期，滋养体为致病期。人为溶组织内阿米巴的适宜宿主。滋养体可侵入末端回肠及结肠黏膜，形成肠壁黏膜下层的小脓肿，吞噬红细胞，破坏肠壁引起肠壁溃疡，也可随血流进入其他组织或器官，引起肠外阿米巴病。

第二次结肠镜：40h后，灌肠行肠镜检查，直肠至乙状结肠密集片样充血、血管纹理不清、疣状糜烂消失。

6. 肠型白塞氏病

白塞氏病是一类慢性、全身性、血管炎性疾病，其中合并肠道溃疡（小肠和 / 或大肠）的，称为肠型白塞氏病。

临床表现

腹痛、腹泻、便血、腹部包块等消化道症状。

内镜表现

特征性表现为回盲部或末端回肠孤立的刀刻样溃疡，溃疡边缘肠壁水肿明显，溃疡周边黏膜色泽正常，血管纹理清晰，肠腔多无狭窄；口疮样溃疡亦多见；末端回肠溃疡往往位于肠系膜附着侧的对侧肠壁。病变好发于回盲部，也可见于全消化道。

诊断

（1）白塞氏病诊断标准：①有反复发作性、难治性口腔溃疡。②生殖器溃疡。③眼损害：葡萄膜炎、视网膜血管炎等。④皮肤损害：结节性红斑、假性毛囊炎、青春期后出现的痤疮样结节等。⑤针刺反应阳性。在具备①的同时至少具备其余 4 项中的 2 项。

（2）肠型白塞氏病诊断：①满足白塞氏病的诊断条件。②肠道有特征性溃疡。

治疗

（1）内科治疗：糖皮质激素治疗为首选，必要时行免疫抑制剂治疗，疗效均肯定；中药治疗可起到很好的辅助作用。

（2）外科治疗：外科手术不作为常规治疗手段，仅在出现严重并发症（肠穿孔、肠梗阻、不可控制的大出血等）时选择。

鉴别诊断

	肠型白塞氏病	肠结核	克罗恩病
病变分布	好发于回盲部或末端回肠，也可见于全消化道	回盲部附近或全结肠，很少单发，呈环形或节段性分布	好发于末端回肠和邻近结肠，也可见于全消化道，常呈节段性分布
内镜表现	回盲部或末端回肠可见孤立的刀刻样溃疡；溃疡呈边缘清楚的类圆形，也可见口疮样溃疡，小肠溃疡往往位于肠系膜附着侧的对侧肠壁	不规则溃疡，溃疡浅，溃疡周边常呈虫蚀样表现，溃疡底部常凹凸不平，肠腔常见变形狭窄，溃疡累及时回盲瓣常呈鱼口样开大，重症表现为大片状糜烂或溃疡	纵向、裂隙状溃疡，铺路石样改变，病变间黏膜正常或发白
病理	伴随溃疡出现的血管炎性变化，主要表现为血管内膜的肥厚	干酪样肉芽肿，上皮样结节，朗格汉斯巨细胞，炎性肉芽肿	裂隙状溃疡，非干酪样肉芽肿，黏膜下层淋巴细胞聚集

（安彦军　张佑蕊）

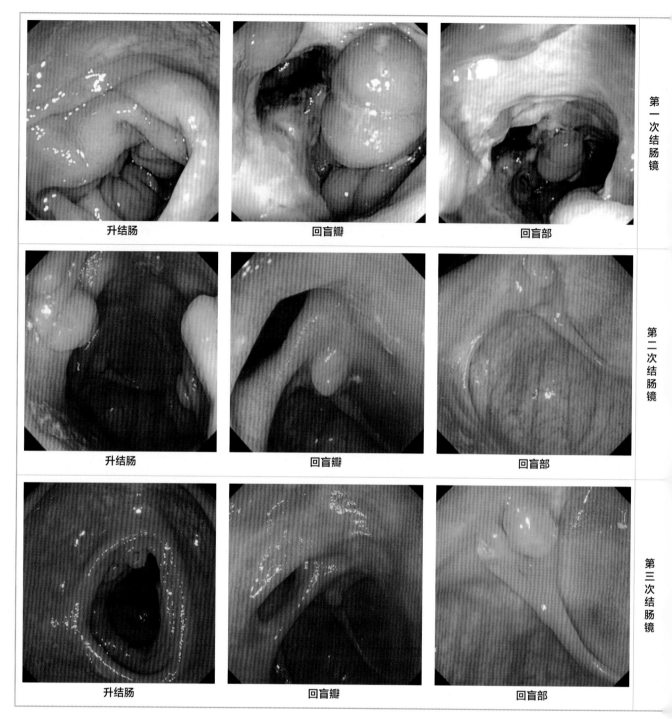

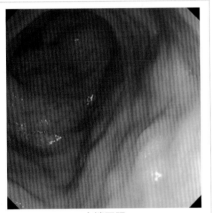

末端回肠

末端回肠

末端回肠

患者，男，23岁

间断腹部不适 40 天，突发便血 2 次。

　　40 天前无明确诱因出现腹部不适，伴乏力；1 天前突发便血 2 次，鲜红色，伴头晕。平素反复出现口腔溃疡，有生殖器周边溃疡病史；针刺反应（+）。实验室检查：血沉 50mm/h（0～15mm/h），C 反应蛋白 21.4mg/L（< 5mg/L），D- 二聚体 352.7μg/L（0～255μg/L），总蛋白 44.0g/L（61.0～79.0g/L），白蛋白 24.2g/L（34.0～48.0g/L）。

第一次结肠镜：升结肠至末端回肠肠腔变形并略显狭窄，肠壁无僵硬感，可见一巨大刀刻样溃疡，环肠腔半周，底部尚规整，浅苔附着，周边黏膜水肿明显；余结肠未见异常。

内镜诊断：升结肠至末端回肠巨大溃疡性质待定（肠型白塞氏病可能）。

治疗方案：强的松片 30mg，口服，1 次 / 日。

第二次结肠镜（3 个月后）：升结肠至末端回肠可见连续大片样发红，表面光滑，升结肠及末端回肠分别可见 2 处及 1 处片状不规则溃疡，浅苔附着，周围黏膜发红；余结肠未见异常。

第三次结肠镜（6 个月后）：升结肠至末端回肠黏膜可见连续大片样发红，周边散在颗粒样隆起，表面光滑，回盲瓣舒缩正常；余结肠未见异常。

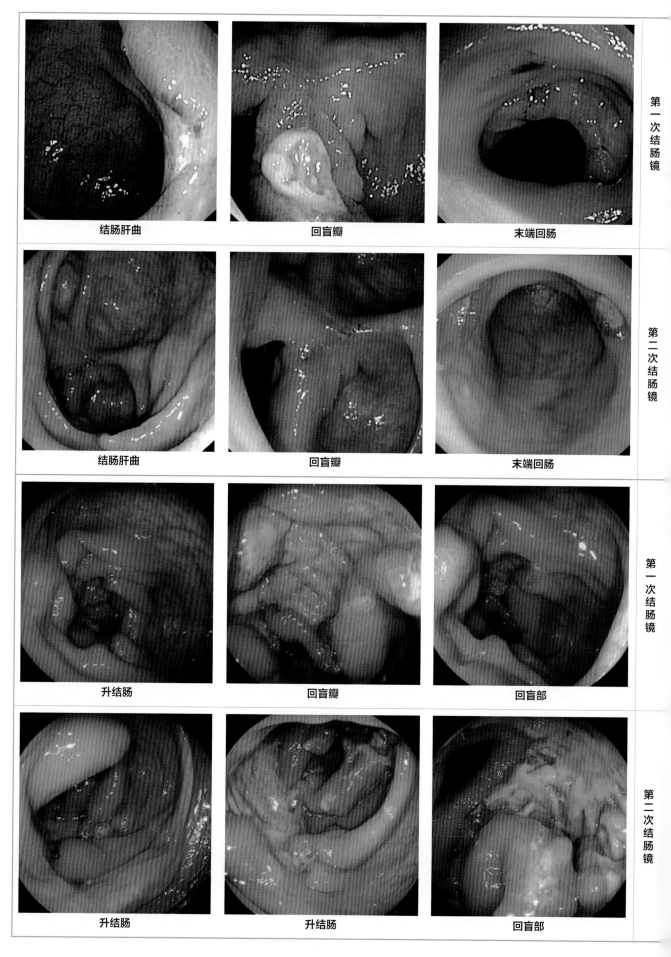

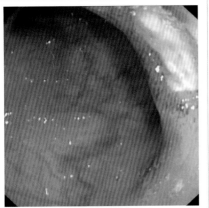

末端回肠溃疡

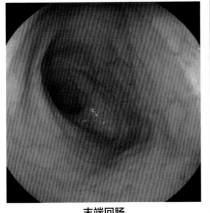

末端回肠溃疡

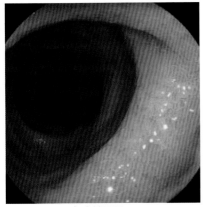

末端回肠

末端回肠

患者，女，46岁

腹痛3月余。

　　3个月前无明确诱因出现腹痛，为脐周隐痛。平素反复出现口腔溃疡，曾有生殖器溃疡病史。实验室检查：白细胞计数 $1.6 \times 10^9/L$（$3.2 \times 10^9/L \sim 9.7 \times 10^9/L$），血红蛋白 90.0g/L（115 ~ 150g/L），网织红细胞计数 2.8%（0.5% ~ 2.5%），抗线粒体 M2 型抗体（+）。

第一次结肠镜：结肠肝曲可见一 1.2cm×1.0cm 大小的刀刻样溃疡，白苔附着，周边黏膜发红，取检；回盲部变形，回盲瓣下唇可见一 1.2cm×1.2cm 大小的溃疡，白苔附着，周边黏膜水肿；末端回肠散在椭圆形凹陷样溃疡，大小不一，范围最大 1.5cm×1.0cm，白苔附着，周边黏膜水肿明显，肠腔略显狭窄，管壁柔软；余结肠未见异常。
病理：（肝曲）黏膜慢性炎症，伴急性炎症。
内镜诊断：升结肠、回盲瓣及末端回肠多发溃疡性质待定（肠型白塞氏病可能）。
治疗方案：地塞米松片 2.5mg，口服，1 次 / 日；激素治疗后腹痛症状迅速消失（24h），白细胞计数升至 $4.0 \times 10^9/L$。

第二次结肠镜（3个月后）：升结肠及回盲部可见散在瘢痕，表面光滑，周边皱襞集中，肠腔略变形；末端回肠可见一刀刻样溃疡，直径 0.8cm，白苔附着，周边发红；余结肠未见异常。

患者，男，16岁

左下肢疼痛伴肿胀 1 周，大量便血 1 天。

　　1 周前无明确诱因突发左下肢疼痛并肿胀，入院 B 超示：左下肢血管炎并血栓形成。入院 6 天后突发大量便血，行肠镜检查。平素反复出现口腔溃疡。

第一次结肠镜：升结肠至回盲部可见一巨大刀刻样溃疡，环肠腔半周，范围 4.5cm×3.0cm，底部尚规整，浅苔附着，周边黏膜水肿明显，肠腔略狭窄，无僵硬感；余结肠未见异常。
内镜诊断：升结肠至回盲部巨大溃疡性质待定（肠型白塞氏病可能）。
治疗方案：地塞米松 5mg，静脉推注，1 次 / 日。

第二次结肠镜（2周后）：升结肠至回盲部溃疡范围较前缩小，底部白苔较前增多，溃疡周边黏膜水肿明显减轻并可见皱襞集中；余结肠未见异常。

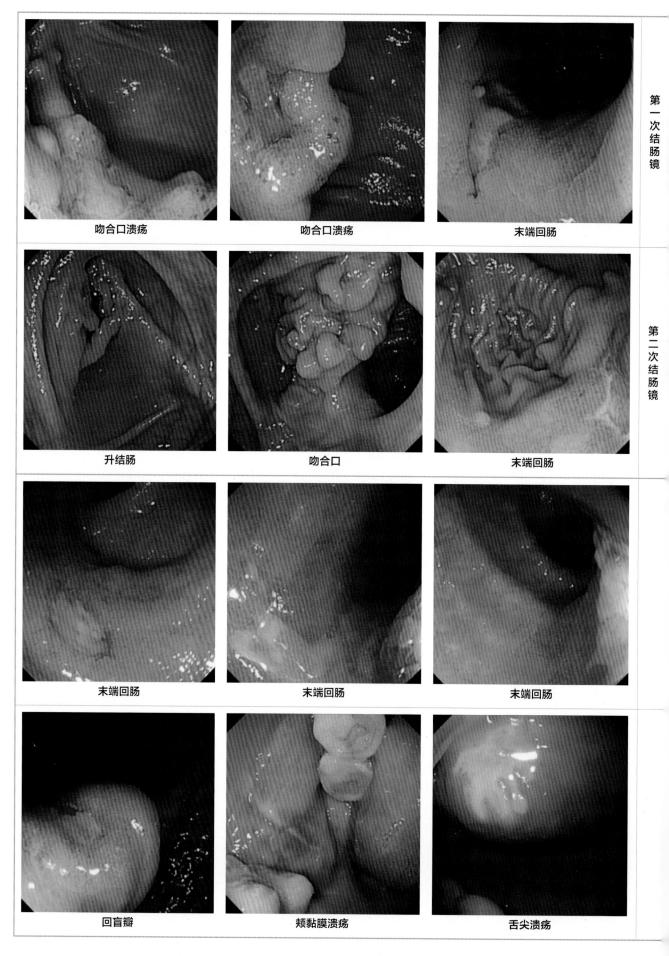

吻合口溃疡	吻合口溃疡	末端回肠	第一次结肠镜
升结肠	吻合口	末端回肠	第二次结肠镜
末端回肠	末端回肠	末端回肠	
回盲瓣	颊黏膜溃疡	舌尖溃疡	

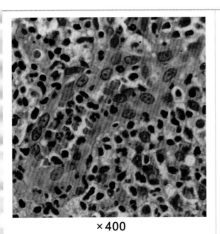

×400

患者，男，63 岁

腹痛伴腹泻 1 年。

1 年前无明确诱因出现腹痛，为脐周隐痛，伴腹泻，大便 5～6 次／日，糊状便。平素反复出现口腔溃疡，曾因肠穿孔行右半结肠手术。

第一次结肠镜：右半结肠术后表现；吻合口可见 2 处相邻的片状溃疡，范围大者 1.0cm×0.8cm，浅苔附着，分别取检；末端回肠可见一刀刻样溃疡，范围 1.0cm×0.5cm，浅苔附着，周边黏膜明显水肿，取检；余结肠未见异常。
病理：(吻合口) 黏膜组织慢性炎症，伴急性炎症反应，间质内可见淋巴细胞，中性粒细胞及嗜酸性粒细胞浸润。
内镜诊断：升结肠及末端回肠溃疡性质待定 (肠型白塞氏病可能)。
治疗方案：长期口服中药治疗。

第二次结肠镜 (1 年后)：升结肠近吻合口处可见散在指状息肉样隆起，表面充血，顶部糜烂；吻合口局部呈颗粒样表现，表面光滑，周围黏膜有纠集感；末端回肠可见一刀刻样溃疡，范围 0.5cm×0.3cm，浅苔附着，周边黏膜明显水肿，取检；余结肠未见异常。
病理：(末端回肠) 少许炎性肉芽组织。

患者，男，55 岁

口腔溃疡反复发作 2 年。

2 年前无明确诱因出现口腔溃疡，后反复发作，痛感强烈。实验室检查：血沉 45mm/h (0～15mm/h)，C 反应蛋白 31mg/L (＜5mg/L)。

结肠镜：回盲瓣及末端回肠可见散在刀刻样片状溃疡，底部规整，白苔附着，周边黏膜色泽正常；余结肠未见异常。
内镜诊断：回盲瓣及末端回肠溃疡性质待定 (肠型白塞氏病可能)。

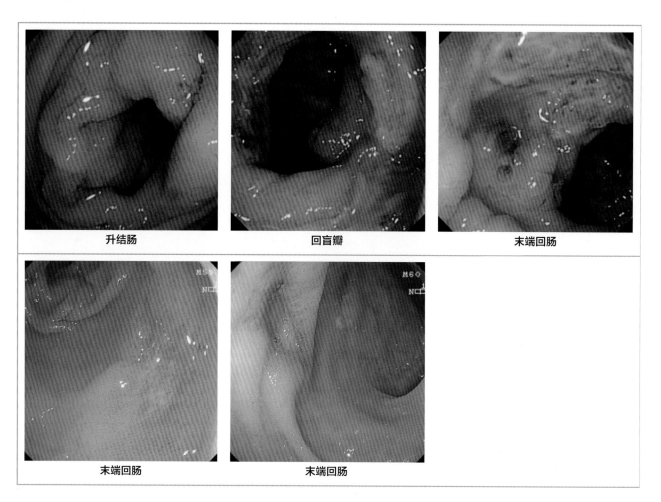

| 升结肠 | 回盲瓣 | 末端回肠 |

| 末端回肠 | 末端回肠 |

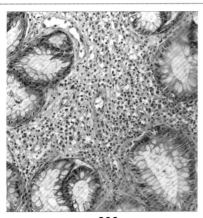

×200

患者，男，46 岁

间断发热、腹痛 20 余天。

20 天前无明确诱因出现发热症状，体温最高 39.2℃，伴腹痛，为脐周隐痛。平素反复出现口腔溃疡。实验室检查：血沉 30mm/h（0～15mm/h），C 反应蛋白 134mg/L（< 5mg/L）。

结肠镜：升结肠至末端回肠肠腔变形，可见近环周刀刻样溃疡，范围 10cm×5cm，底部凹凸不平并大量脓苔附着，周边黏膜水肿明显，取检；余结肠未见异常。

内镜诊断：升结肠至末端回肠巨大溃疡性质待定（肠型白塞氏病可能）。

患者，女，57 岁

间断高热 80 天。

80 天前无明确诱因出现发热症状，体温 39～40℃。平素反复出现口腔溃疡，针刺反应（+）。生化检查及骨髓穿刺未见异常。

结肠镜：直肠至回盲部未见异常；末端回肠可见两处刀刻样溃疡，白苔附着。

内镜诊断：末端回肠溃疡性质待定（肠型白塞氏病可能）。

治疗方案：地塞米松 10mg，静脉滴注，1 次 / 日，体温随即降至正常，疗程 1 周，体温正常，出院。

7. 肠结核

肠结核是结核分枝杆菌侵及肠道引起相应临床表现的特异性感染性疾病。有相当比例继发于肺结核。多发于青壮年，40 岁以下发病者占 91.7%，男女比例约为 1∶1.85。

临床表现

（1）腹泻伴乏力、纳差为主要临床表现。

（2）全身症状：低热、盗汗、消瘦、乏力等结核中毒症状。

（3）腹部体征：压痛、腹壁有揉面感。

内镜表现

（1）主病变：环形分布的溃疡为典型内镜表现，也可见口疮样溃疡，溃疡底部常凹凸不平。

（2）发病部位：全结肠均可出现，回盲部多见。

（3）主病变周围黏膜情况：溃疡周边黏膜充血水肿。

组织病理学表现

（1）干酪样坏死性肉芽肿或上皮样结节。

（2）抗酸染色阳性。

诊断

（1）有主要临床表现。

（2）结肠镜检查肠道可见特征性表现。

（3）结肠病变病理检查可见抗酸染色阳性。

（4）结核菌素试验阳性和（或）结核抗体检查阳性。

（5）肺部 CT 可见结核征象。

治疗

（1）足量、足疗程、规范抗结核治疗至少 12 个月。

（2）配合营养支持及应用保肝药物等。

（3）肠梗阻是肠结核最常见的并发症之一，在出现脓肿及穿孔等并发症时，应考虑实施手术治疗。

抗结核治疗中的保肝药物使用原则

抗结核药物中有肝损害不良反应的药物主要是利福平与吡嗪酰胺，但利福平及吡嗪酰胺的不良反应是偶发的，建议在用药前先行肝功能检测，总体评价后，再决定抗结核方案，对特殊患者可根据实际情况（转氨酶和胆红素的指标）针对性调整治疗方案。

另外，大部分药物都须经过肝脏代谢，如果在进行抗结核治疗时，就同时给予保肝药物，这样或许会加重肝脏的负担。同时所有药物都有不良反应，并不能用某种药物预防另一种药物不良反应的发生。

综上所述，笔者建议：如治疗前患者肝功能无异常，则不同步使用保肝药物；但需在用药开始后的第 1、3、6、12 个月时复查肝功能，如有异常则随时调整。

（安彦军　陶　莹）

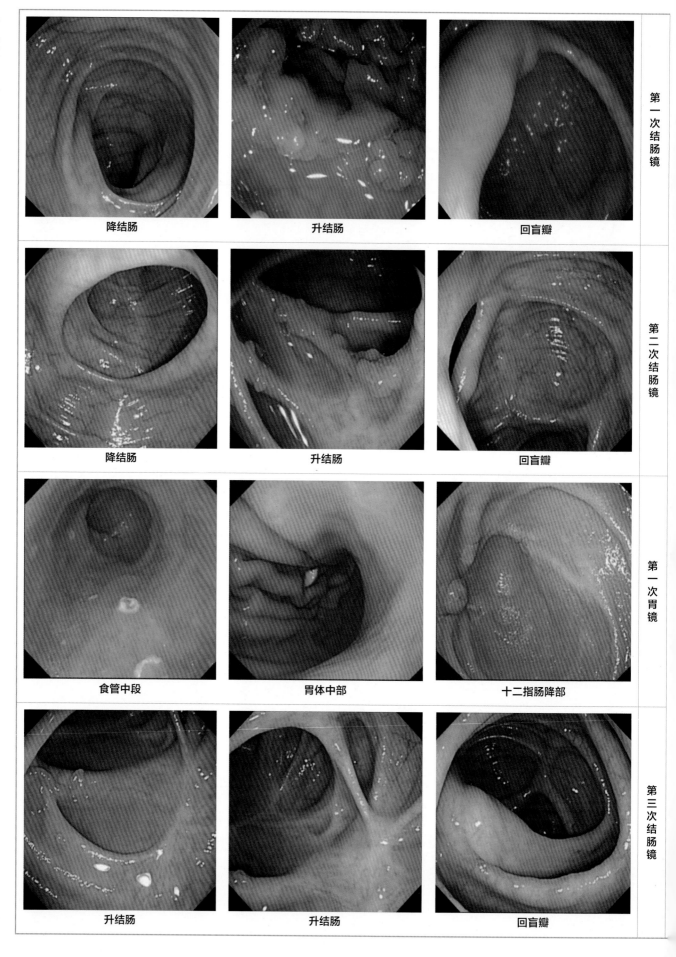

第一次结肠镜

降结肠　　　　　升结肠　　　　　回盲瓣

第二次结肠镜

降结肠　　　　　升结肠　　　　　回盲瓣

第一次胃镜

食管中段　　　　胃体中部　　　　十二指肠降部

第三次结肠镜

升结肠　　　　　升结肠　　　　　回盲瓣

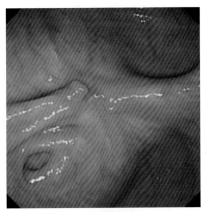

回盲部

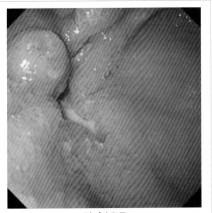

回盲部

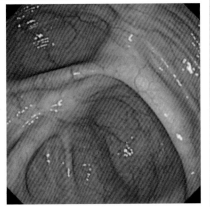

狭窄近观

患者，女，83岁

间断腹痛、腹泻3年，症状再发伴低热1周。

　　3年前无明确诱因出现间断腹痛、腹泻，无明确规律，中西药治疗效果均不佳。平素感乏力，午后明显。1周前腹痛、腹泻再发并出现低热症状，体温最高37.7℃。实验室检查：C反应蛋白9mg/L（<5mg/L），血沉19mm/h（0~20mm/h）。

第一次结肠镜（2013年3月）：升结肠近肝曲处可见不规则浅溃疡呈环形排列，溃疡周围黏膜发红并可见密集颗粒样隆起，肠腔略变形，取检；回盲部可见一条索状溃疡，范围1.5cm×0.3cm，白苔附着，周边黏膜发红；余结肠及末端回肠未见异常。

病理：（升结肠）黏膜组织慢性炎症，并可见炎性肉芽组织，其中可见1个上皮样结节及1个多核巨细胞。

内镜诊断：升结肠及回盲部多发溃疡性质待定（肠结核可能）。

治疗方案：异烟肼片0.3g，口服，1次/日；吡嗪酰胺片0.75g，口服，2次/日；利福平胶囊0.45g，口服，1次/日。

中药方剂：太子参15g、白术15g、云苓20g、半夏10g、陈皮15g、莲肉12g、山药30g、厚朴15g、蒲公英20g、砂仁15g、薏苡仁12g、甘草6g。

第二次结肠镜（2013年4月）：升结肠局部肠腔变形，散在不规则瘢痕，呈环形分布，周围可见颗粒样隆起；回盲部可见一片样瘢痕，表面发红；余结肠及末端回肠未见异常。

第一次胃镜（2013年4月）：食管中段可见散在白色豆渣样附着物。胃黏膜规整，未见异常隆起及糜烂、溃疡。十二指肠降部乳头水平管腔狭窄，胃镜不能通过，狭窄处可见不规则溃疡并白苔附着。

内镜诊断：十二指肠降部溃疡并狭窄性质待定（肠结核可能）。

第三次结肠镜（1年后）：升结肠局部肠腔变形，不规则片样瘢痕呈环形分布，局部散在息肉样隆起；余结肠及末端回肠未见异常。

回盲部

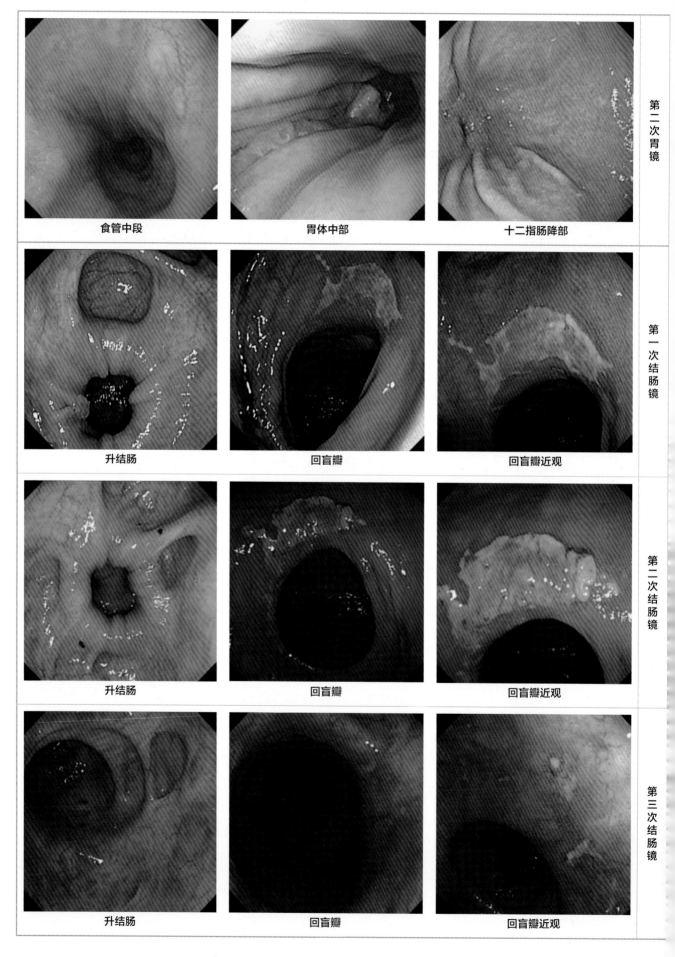

第二次胃镜

食管中段　　　　胃体中部　　　　十二指肠降部

第一次结肠镜

升结肠　　　　回盲瓣　　　　回盲瓣近观

第二次结肠镜

升结肠　　　　回盲瓣　　　　回盲瓣近观

第三次结肠镜

升结肠　　　　回盲瓣　　　　回盲瓣近观

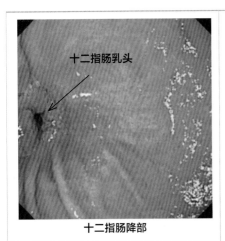

十二指肠乳头

十二指肠降部

第二次胃镜（1年后）：食管及胃未见明显异常。十二指肠降部少量食物残渣存留，网篮清理残渣后，可见十二指肠乳头水平环形狭窄，表面规整。

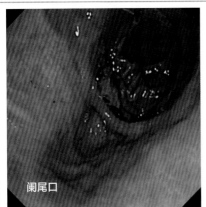

阑尾口

回盲部

患者，男，65岁

腹泻6年，加重7天。

6年前出现大便次数增多伴不成形，3~4次/日，当地医院结肠镜检查示：结肠炎。7天前大便次数增多，8~10次/日，水样便，遂入院。实验室检查：D-二聚体108μg/L（0~255μg/L），血沉10mm/h（0~15mm/h），结核抗体（-）。

第一次结肠镜：结肠肠管短缩，回盲瓣距肛门约40cm。全结肠黏膜发白，血管纹理不清，乙状结肠至升结肠可见密集瘢痕；回盲部变形，回盲瓣开大呈鱼口样表现并可见斑片样溃疡，范围2.5cm×1.0cm，白苔附着，周围黏膜发红，取检；末端回肠未见异常。

病理：（回盲瓣）黏膜组织慢性炎症，炎性坏死组织，抗酸染色（+）。

内镜诊断：结肠溃疡性质待定（肠结核可能）。

治疗方案：异烟肼片0.4g，口服，1次/日；利福平胶囊0.45g，口服，1次/日；吡嗪酰胺片1.0g，口服，1次/日。

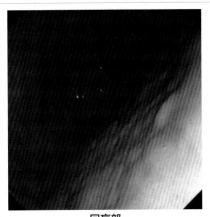

回盲部

第二次结肠镜（抗结核3周后）：结肠肠管短缩，回盲瓣距肛门约40cm。全结肠黏膜发白，血管纹理不清，乙状结肠至升结肠可见密集瘢痕；回盲部变形，回盲瓣开大呈鱼口样表现并可见斑片样溃疡，范围2.2cm×1.0cm，白苔附着，周围黏膜发红，取检，质韧；末端回肠未见异常。

病理：（回盲瓣）黏膜组织慢性炎症及炎性坏死组织，炎性肉芽肿。抗酸染色（-）。免疫组化：CD68（灶+），AACT（灶+）。

回盲部

第三次结肠镜（抗结核2个月后）：结肠肠管短缩，回盲瓣距肛门约40cm。全结肠黏膜发白，血管纹理不清，乙状结肠至升结肠可见密集瘢痕；回盲部变形，回盲瓣开大呈鱼口样表现并可见散在小片样糜烂，浅苔附着。

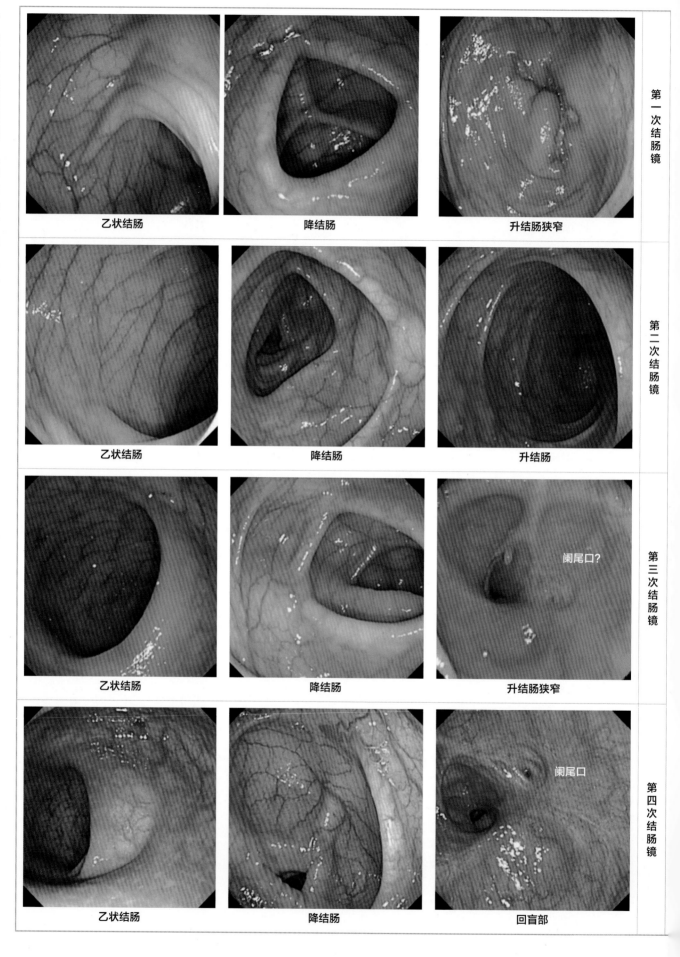

乙状结肠	降结肠	升结肠狭窄
乙状结肠	降结肠	升结肠
乙状结肠	降结肠	升结肠狭窄
乙状结肠	降结肠	回盲部

第一次结肠镜

第二次结肠镜

第三次结肠镜

阑尾口？

第四次结肠镜

阑尾口

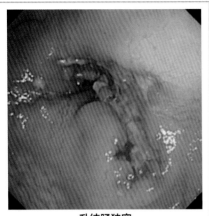

升结肠狭窄

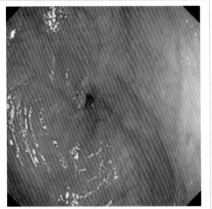

升结肠狭窄

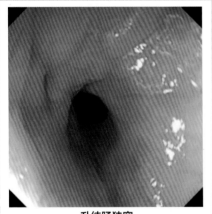

升结肠狭窄

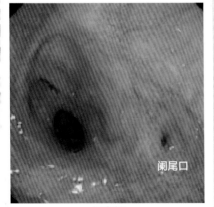

阑尾口

回盲部

患者，女，31 岁

间断腹痛、呕吐 3 年，再发 3 天。

　　3 年前无明确诱因出现腹痛、呕吐，呕吐物为胃内容物。于当地医院结肠镜检查，诊断为溃疡性结肠炎，并行相应治疗，症状改善不明显。平素感乏力，偶有盗汗。3 天前因腹痛、呕吐再发入院，次日行结肠镜检查。

第一次结肠镜：进镜达升结肠，可见环周溃疡并肠腔狭窄，溃疡边缘发红呈虫蚀样改变，覆薄白苔；余结肠未见异常。

内镜诊断：升结肠溃疡并狭窄性质待定（肠结核可能）。

治疗方案：异烟肼片 0.3g，口服，1 次 / 日；乙胺丁醇片 0.75g，口服，1 次 / 日；用艾柱灸神阙、关元、尺泽，1 次 / 日。

第二次结肠镜（抗结核 1 个月后）：升结肠可见环形狭窄并皱襞集中，狭窄表面发红，狭窄局部可见一小片样糜烂，范围 0.2cm × 0.2cm；余结肠未见异常。

第三次结肠镜（抗结核 8 个月后）：升结肠可见环形狭窄并皱襞集中，狭窄表面黏膜发红、光滑，周边可见瘢痕；余结肠未见异常。

第四次结肠镜（15 个月后）：进镜达回盲部，回盲瓣狭窄，开口 1.0cm × 0.8cm，内可见回肠黏膜，阑尾口清晰可见。通过综合分析可知，前几次结肠镜检查中所见升结肠狭窄处实为回盲瓣。

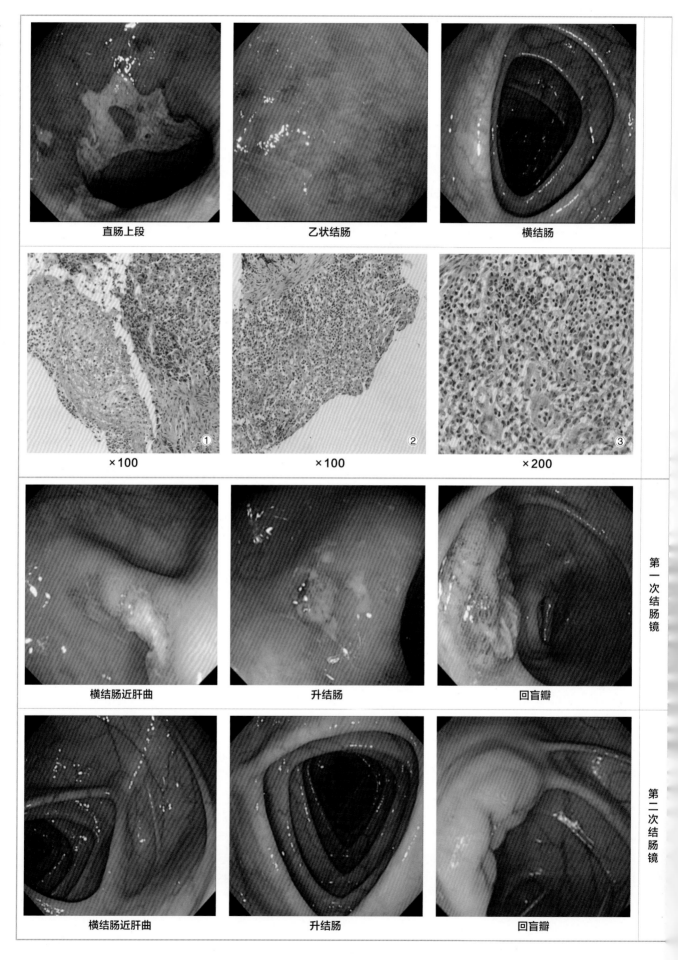

直肠上段　　　　　　　乙状结肠　　　　　　　横结肠

①　　　　　　　　　　②　　　　　　　　　　③
×100　　　　　　　　×100　　　　　　　　×200

横结肠近肝曲　　　　　　升结肠　　　　　　　回盲瓣

第一次结肠镜

横结肠近肝曲　　　　　　升结肠　　　　　　　回盲瓣

第二次结肠镜

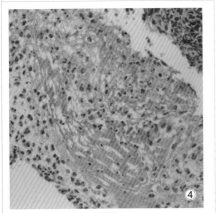

回盲部

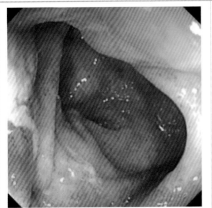

×200

患者，男，52岁

间断便血 5 年，再发 3 天。

　　2010 年无明确诱因出现黏液脓血便，于当地医院先后行 2 次结肠镜检查，均诊断为溃疡性结肠炎，口服芩连丸、庆大霉素等药物，症状缓解不明显。平素无乏力、盗汗。2015 年 3 月再次出现便血，2 ~ 3 次 / 日，遂入院。实验室检查：血沉 12mm/h（0 ~ 15mm/h），C 反应蛋白 134mg/L（< 5mg/L），D- 二聚体 110μg/L（0 ~ 255μg/L）。

结肠镜：距肛门约 10cm 处直肠可见一大片样溃疡，呈环周分布，占据肠腔约 2/3 周，白苔附着，周围散在小溃疡及糜烂，黏膜血管纹理不清，取检；乙状结肠可见散在片样充血，黏膜光滑，血管纹理不清；余结肠及末端回肠未见异常。

病理：（直肠）黏膜组织慢性炎症，伴炎症坏死及炎性肉芽组织形成；抗酸染色（+）。

内镜诊断：结肠溃疡性质待定（肠结核可能）。

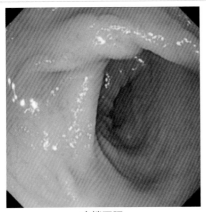

末端回肠

末端回肠

患者，女，18岁，体重35kg

腹泻半月余。

　　半月前无明确诱因出现腹泻，2 ~ 3 次 / 日，伴纳差，体重下降 10kg。3 个月前出现乏力，偶有盗汗。实验室检查：结核抗体（-），血沉 35mm/h（0 ~ 20mm/h），血红蛋白 84g/L（110 ~ 150g/L），红细胞计数 2.27×10^{12}/L（3.5×10^{12}/L ~ 5.0×10^{12}/L）。

第一次结肠镜：直肠至横结肠可见散在片样充血，黏膜光滑，血管纹理不清；横结肠近肝曲至升结肠可见 3 处凹陷样溃疡，白苔附着，周边黏膜发红，横结肠取检；回盲瓣充血水肿，可见不规则片状溃疡并有浅苔附着，取检；末端回肠可见散在片状溃疡并有浅苔附着。

病理：（回盲部）黏膜组织慢性炎症，伴炎性肉芽肿形成。（横结肠）黏膜组织慢性炎症，并可见炎性坏死组织，抗酸染色（-）。

内镜诊断：结肠多发溃疡性质待定（肠结核可能）。

治疗方案：异烟肼片 0.3g，口服，1 次 / 日；链霉素 0.5g，肌注，1 次 / 日；吡嗪酰胺片 0.5g，口服，1 次 / 日。中药方剂：连翘 15g、仙鹤草 12g、败酱草 12g、大枣 12g、木香 15g、蒲公英 15g、白术 15g、黄芪 20g、当归 15g、猫爪草 15g、山药 15g、云苓 15g、远志 15g、甘草 6g。

第二次结肠镜（抗结核 3 周后）：升结肠至回盲部黏膜可见散在斑片样充血，表面光滑，血管纹理不清；余结肠及末端回肠未见异常。抗结核治疗后腹泻症状迅速消失，20 天内体重上升 11kg。

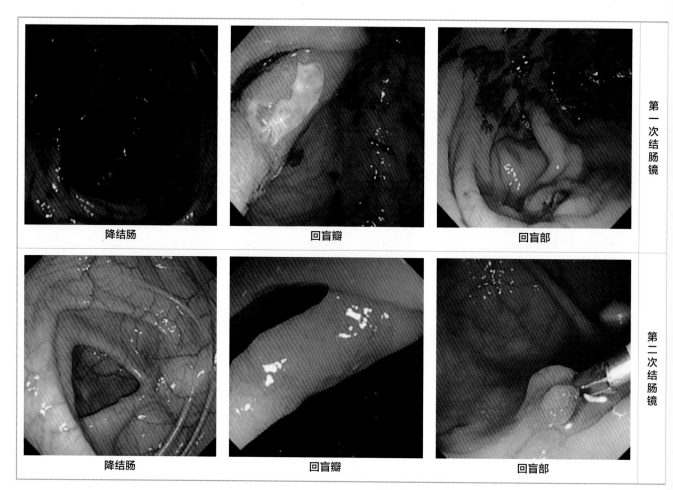

		第一次结肠镜
降结肠	回盲瓣	回盲部
降结肠	回盲瓣	回盲部

第二次结肠镜

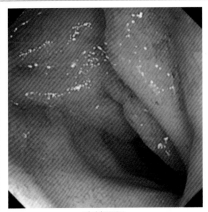

末端回肠

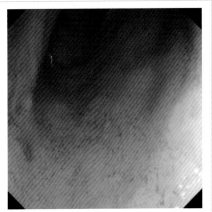

末端回肠

患者，女，29 岁

大量便血 12h。

    12h 前无明确诱因突发暗红色血便，共 6 次，总量约 1500mL，伴头晕。平素无乏力、盗汗等症状。来院后急诊行内镜常规检查。实验室检查：D- 二聚体 256 μg/L（0 ~ 255 μg/L），C 反应蛋白 5.53mg/L（< 5mg/L），血沉 15mm/h（0 ~ 20mm/h）。

第一次结肠镜： 直肠至回盲部有大量红褐色血性肠液存留；回盲瓣可见片样不规则溃疡，范围 1.2cm×0.4cm，浅苔附着；回盲部可见一不规则凹陷样溃疡，范围 1.0cm×0.4cm，底部血管暴露，取检后，钛夹夹闭溃疡及血管。

病理： （回盲部）黏膜组织慢性炎症。抗酸染色（–）。

内镜诊断： 结肠溃疡并出血性质待定（肠结核可能）。

治疗方案： 异烟肼片 0.3g，口服，1 次 / 日；利福平胶囊 0.45g，口服，1 次 / 日，止血药及中药治疗。

第二次结肠镜（抗结核 3 周后）： 回盲瓣可见片样红色瘢痕；回盲部可见 1 枚钛夹在位，周边可见皱襞集中。

8. 艾滋病的结肠表现

艾滋病患者出现胃肠道表现的流行病学及原因

消化系统是 HIV 感染者最常累及的系统之一，高达 90% 以上的 HIV 感染者和 AIDS 患者在病程中可表现有程度不同的消化道症状。艾滋病早期，患者的细胞免疫功能已受到破坏，各种感染源趁机而入，加上各种非感染性因素混杂，导致患者常以不明原因的持续性或间歇性腹泻为首发症状就诊于各级医疗机构。

临床表现

（1）腹泻为首发症状，也是最常见症状之一，也可有腹痛和（或）消化道出血的表现。

（2）腹泻多呈持续性或间歇性表现，分为感染性腹泻和非感染性腹泻，感染源可为细菌、真菌、病毒以及寄生虫。

病理

非特异性炎症常见，感染源包括细菌、真菌、病毒以及寄生虫。研究发现，在腹泻的艾滋病患者的粪便中常分离到隐孢子虫、难辨梭状芽孢杆菌和贝氏等孢子球虫。

诊断

（1）HIV 抗体筛查试验阳性和 HIV 补充试验阳性（抗体补充试验阳性或核酸定性检测阳性或核酸定量 > 5000 拷贝 /mL）；

（2）HIV 分离试验（+）。

符合其中 1 项者即可诊断。

腹泻伴特征性结肠镜表现（卡博氏肉瘤、巨细胞病毒感染等）具有指向性诊断价值。

治疗

抗逆转录病毒治疗（初治方案：NNRTI+2NRTI 或 PI+2NRTI）。NNRTI：非核苷反转录酶抑制剂；NRTI：核苷反转录酶抑制酶；PI：蛋白酶抑制酶。

对并发症及对应疾病进行规范治疗。

（安彦军　张霄翎）

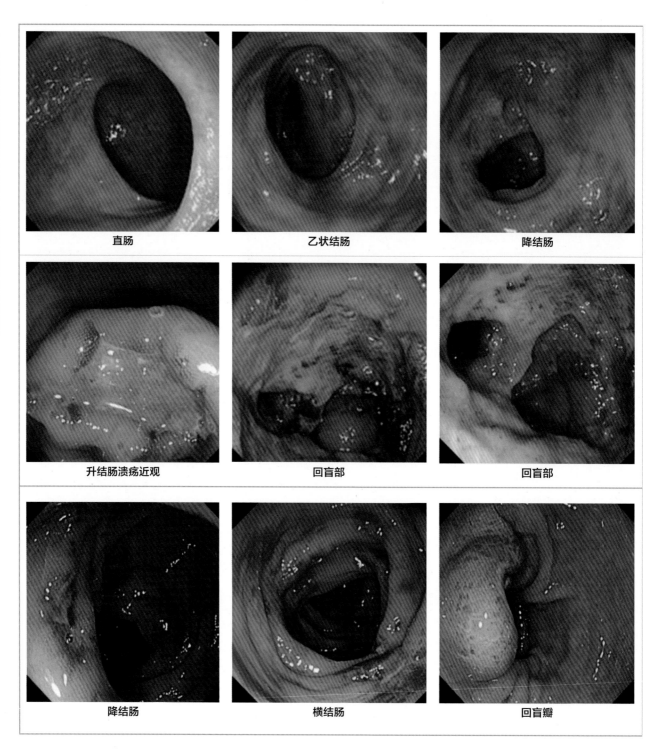

直肠	乙状结肠	降结肠
升结肠溃疡近观	回盲部	回盲部
降结肠	横结肠	回盲瓣

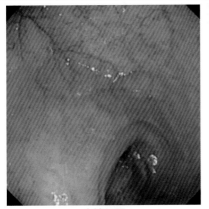

升结肠溃疡

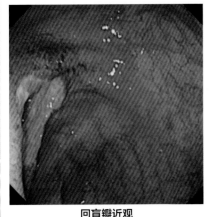

末端回肠

患者，女，49 岁

发热伴间断便血 23 天。

　　23 天前无明确诱因突然发热（体温最高 39.2℃），伴头晕，偶有便血（色鲜红）。1 年前曾出现皮肤出血点，伴鼻、咽、牙龈出血，外院诊断为免疫性血小板减少症，予激素治疗。实验室检查：白细胞计数 $12.6×10^9$/L（$3.5×10^9$/L ~ $9.5×10^9$/L），血小板计数 $35.0×10^9$/L（$125×10^9$/L ~ $350×10^9$/L），D- 二聚体 1054.0μg/L（0 ~ 255μg/L），血沉 64mm/h（0 ~ 20mm/h），C 反应蛋白 178.89mg/L（< 5mg/L）。

结肠镜： 全结肠可见密集斑片样充血，表面有黏液附着；升结肠可见一刀刻样溃疡，范围 1.2cm×1.0cm，浅苔附着；回盲部变形，可见巨大近环周凹陷性溃疡，范围 5.0cm×2.5cm，底部凹凸不平，浅苔附着，取检；末端回肠未见异常。

病理：（回盲部）炎性肉芽组织，抗酸染色（–）。

内镜诊断： 结肠炎（巨细胞病毒感染可能）。

患者，男，37 岁

腹泻伴腹痛 21 天。

　　21 天前无明确诱因出现腹泻，为水样便，12 ~ 14 次 / 日，伴腹痛，为脐周隐痛。实验室检查：血沉 49mm/h（0 ~ 15mm/h），D- 二聚体 715μg/L（0 ~ 255μg/L），梅毒（+），HIV 抗体（+），辅助性 T 细胞 25.3%（30% ~ 50%）。

结肠镜： 直肠至回盲部可见散在斑片样发红，多发片状糜烂及不规则溃疡；回盲瓣可见一片状溃疡呈环形分布，底部规整，白苔附着，溃疡周边黏膜发红，降结肠及回盲瓣分别取检；末端回肠未见异常。

病理：（回盲瓣）黏膜组织慢性炎症，伴急性炎症。（降结肠）黏膜组织慢性炎症，伴急性炎症。

内镜诊断： 结肠炎（巨细胞病毒感染可能）。

回盲瓣近观

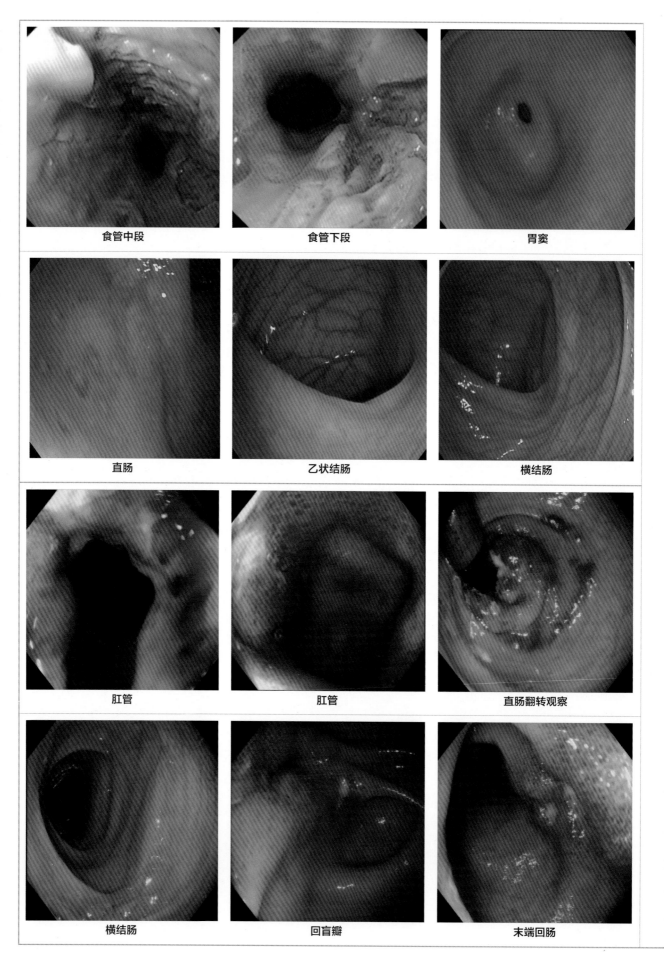

食管中段

食管下段

胃窦

直肠

乙状结肠

横结肠

肛管

肛管

直肠翻转观察

横结肠

回盲瓣

末端回肠

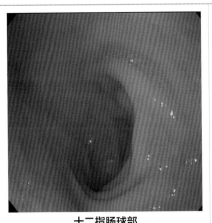

十二指肠球部

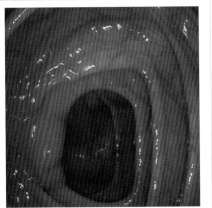

回盲瓣

患者，男，42岁

胸骨后痛伴腹泻、低热3个月。

胃镜：食管中下段多发巨大不规则溃疡，边缘呈刀刻样表现，底部凹凸不平，无苔，溃疡边缘多点取检。胃及十二指肠球降部未见明确异常。
病理：黏膜组织慢性炎症伴肉芽组织形成。
内镜诊断：食管多发溃疡性质待定（巨细胞病毒感染可能）。

抽血查HIV抗体（+）。

结肠镜：直肠可见斑片样充血，呈片样分布，周围血管纹理不清；余结肠及末端回肠未见异常。
内镜诊断：结肠炎。

患者，男，27岁

腹泻伴高热3天。

实验室检查：HIV抗体（+）。
结肠镜：肛管及直肠下段黏膜明显发红隆起，顶部散在不规则溃疡；回盲瓣及末端回肠黏膜红肿，散在不规则溃疡，并覆白苔；余结肠未见异常。
内镜诊断：结肠炎及末端回肠炎（卡博氏肉瘤可能）。

　　卡博氏肉瘤（KS）中AIDS相关型的初始镜下典型表现为粉红色斑疹，常与皮纹方向一致，而KS为艾滋病患者或HIV感染者的常见并发症。KS又名多发性、特发性、出血性肉瘤，是一种较少见的、以梭形细胞增生和血管瘤样结构为特征的机会感染性恶性肿瘤，是在AIDS患者中最易发现和发病率最高的疾病，约见于1/3的AIDS患者，胃肠道为最常受累的器官，约占50%。

9. 淀粉样变性

淀粉样变性是一组由多种原因引起的蛋白错误折叠形成的含有 β 折叠片结构的淀粉样物质在细胞间浸润、沉积，最终导致多组织损伤、进行性多器官功能障碍的疾病。主要亚型有：单克隆免疫球蛋白轻链型（AL 型）、单克隆免疫球蛋白重链型（AH 型）、淀粉样蛋白 A 型（AA 型）、遗传性淀粉样变性、β2 微球蛋白型（Aβ2M 型）。

临床表现

淀粉样变性可累及多系统及器官，其表现取决于所累及的器官及程度。累及消化系统者可表现为恶心、呕吐、食欲不振、腹痛、便秘、腹泻、肠梗阻、出血及穿孔等。

内镜表现

胃镜：息肉样隆起、黏膜细颗粒样表现、黏膜红斑或糜烂，缺乏特异性。

结肠镜：黏膜充血、息肉样隆起、片状糜烂、不规则溃疡、黏膜白斑、血泡等。

病理表现

组织学检查是本病诊断的金标准。刚果红染色在显微镜下观察出现淀粉样物质特有的苹果绿色双折射，则可确诊。

诊断

有胃肠道症状的，并行内镜检查，病变部位活检刚果红染色（+）的，则可确诊，可进一步免疫组化确认淀粉样变性的亚型。

治疗

免疫调节治疗、自体外周血造血干细胞移植、淀粉样物质抗体和新型蛋白酶体抑制剂、手术及支持治疗、中药治疗。

（安彦军　贾　勇）

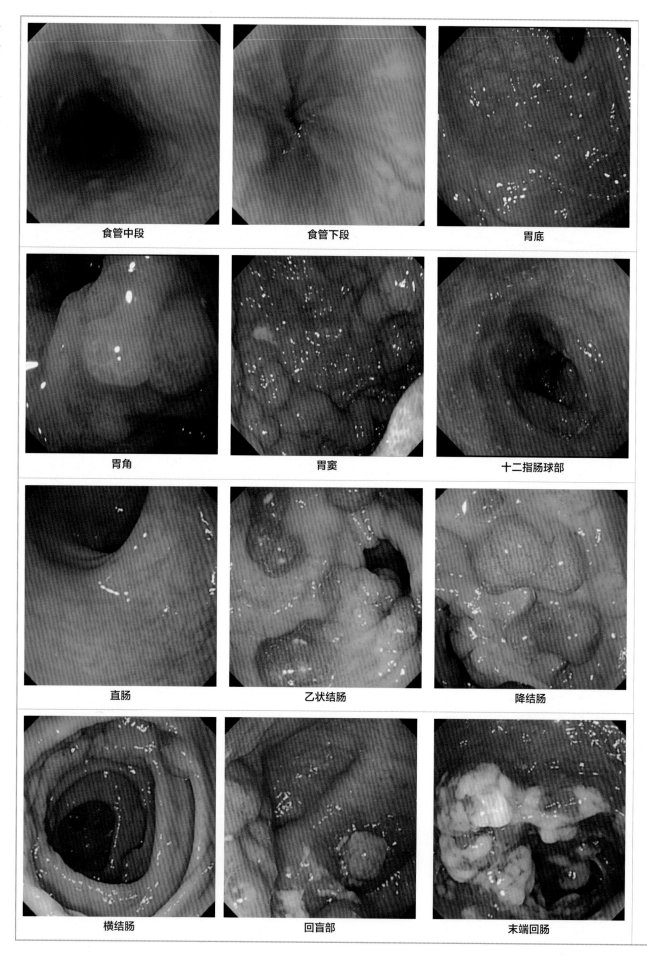

食管中段

食管下段

胃底

胃角

胃窦

十二指肠球部

直肠

乙状结肠

降结肠

横结肠

回盲部

末端回肠

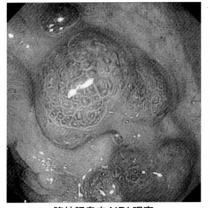

胃体

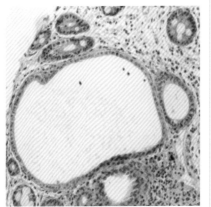

十二指肠降部

患者, 男, 70 岁

间断上腹痛 10 个月, 伴双下肢水肿 1 个月。

　　10 个月前无明确诱因出现上腹痛, 间断发作, 1 个月前发现双下肢水肿。查体: 头发及眉毛脱落, 指 (趾) 甲自近端开始萎缩、变薄、断裂, 双手掌侧色素沉着, 双下肢凹陷性水肿。实验室检查: 血清白蛋白 22g/L (40 ~ 50g/L)。

腹部彩超: 肝脏多发实性结节。
胃镜: 食管未见异常。全胃黏膜充血水肿, 胃体、胃角及胃窦密集颗粒样隆起, 胃窦堆积感; 胃体及胃窦分别取检。十二指肠球部可见散在片样糜烂; 降部可见密集扁平灰白色隆起, 表面光滑, 取检。
病理: (胃体) 黏膜组织慢性炎症, 伴间质水肿。(胃窦) 黏膜组织慢性炎症, 刚果红染色: 偏光镜下可见少量呈苹果绿色双折射性物质。(十二指肠) 黏膜组织慢性炎症, 伴急性炎症反应。结合临床符合淀粉样变性。
内镜诊断: ①胃及十二指肠淀粉样变性。② Cronkhite-Canada 综合征。

结肠镜: 直肠黏膜血管纹理欠清晰; 乙状结肠至回盲部可见密集广基、亚蒂息肉样隆起, 局部呈簇样分布, 表面明显发红, 腺管开口为 I 型, 套切乙状结肠息肉送检; 末端回肠黏膜充血水肿明显, 可见大片样糜烂、溃疡并有白苔附着。
病理: (结肠息肉) 间质明显水肿, 腺体囊泡样扩张, 扩张腺体内表面附着单层扁平上皮。
内镜诊断: Cronkhite-Canada 综合征。

降结肠息肉 NBI 观察

×200

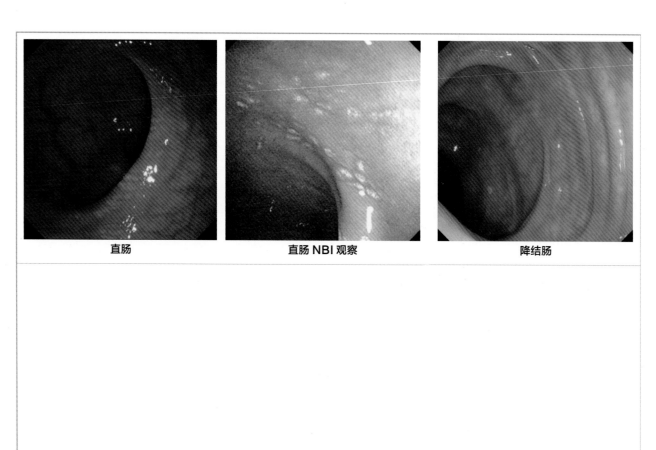

| 直肠 | 直肠 NBI 观察 | 降结肠 |

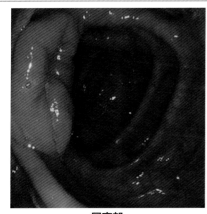

回盲部

腹泻 10 余年。

　　10 余年前无明确诱因出现腹泻，3 ~ 5 次 / 日，糊状便。曾因关节炎口服"西乐葆"治疗，腹泻即停止，停药即再发。既往史：患关节炎 30 年。实验室检查：总蛋白 56g/L（61.0 ~ 79.0g/L），球蛋白 15.3g/L（20.0 ~ 30.0g/L）。

结肠镜： 直肠可见密集点状白斑，呈片样分布，周围黏膜色泽正常，血管纹理清晰，白斑处取检 2 块；余结肠及末端回肠未见异常。

病理： 黏膜组织慢性炎症，刚果红染色（+）。

内镜诊断： 淀粉样变性（继发性可能）。

10. 直肠黏膜脱垂综合征

直肠黏膜脱垂综合征是一种因排便方式不合理（以持续过度用力为常见）引起直肠肠壁机械性缺血而出现相应临床表现的疾病。

临床表现

便血为主要表现，常为鲜血，并与粪便分离，多伴排便不畅或排便困难。

内镜表现（结肠镜）

隆起型：多发常见，无蒂或亚蒂，表面发红，多覆白苔，常见于直肠下段腹侧壁，也可呈环周样表现。

溃疡型：边界清楚的浅溃疡，边缘多伴有平缓的隆起，直肠腹侧壁多见，常为单发。

平坦型：呈片样发红的平坦病变，与肛门缘有一定距离。

混合型：以上各型的表现混合存在。

病理表现

组织活检显示黏膜固有层可见纤维腺肌症。

诊断

（1）有临床表现。

（2）结肠镜检查直肠可见特征性表现。

（3）组织病理学检查黏膜固有层可见纤维腺肌症。

治疗

（1）纠正持续过度用力排便的习惯。

（2）保持大便松软、通畅。

（安彦军 乔 钰）

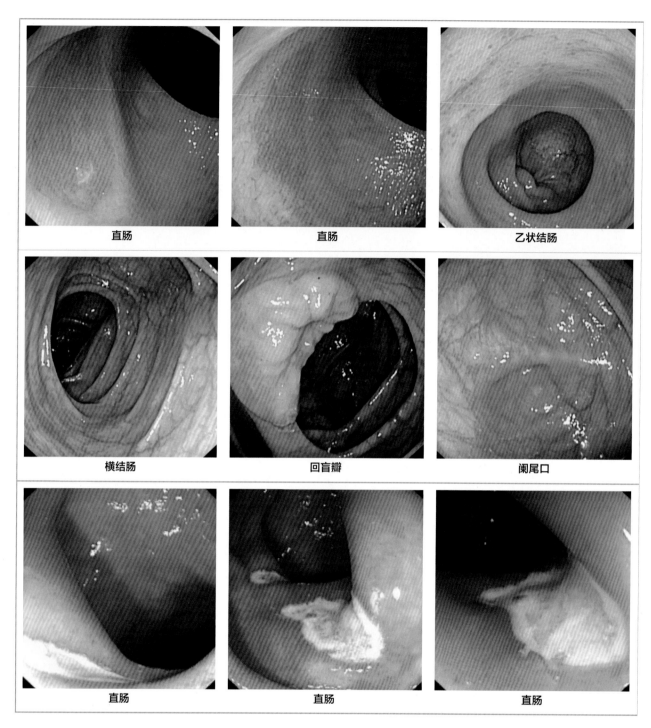

直肠 　　　　　　直肠 　　　　　　乙状结肠

横结肠 　　　　　　回盲瓣 　　　　　　阑尾口

直肠 　　　　　　直肠 　　　　　　直肠

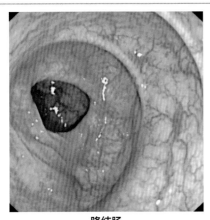

降结肠

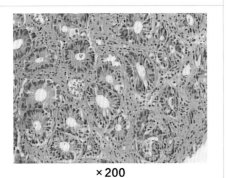

×200

间断便血 1 年。

　　便秘 10 年余，每周排便 1 次。1 年前间断出现便血。

结肠镜： 直肠背侧壁可见一大片样红斑，表面欠光滑并少量白苔附着，与周围黏膜界线清楚，取检，质软；余结肠及末端回肠未见异常。

病理： 直肠黏膜固有层内可见纤维腺肌症。

内镜诊断： 直肠黏膜脱垂综合征（平坦型）。

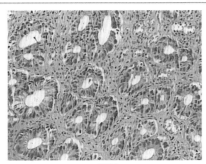

×200

便血 3 个月。

　　平素大便干燥，排便费力。3 个月前出现便血，粪便表面附有鲜血。

结肠镜： 直肠左侧壁可见两处相邻的椭圆形浅溃疡，底部规整并白苔附着，溃疡周围黏膜大片样发红，溃疡边缘取检，质软；余结肠及末端回肠未见异常。

病理： 直肠黏膜固有层内可见纤维腺肌症。

内镜诊断： 直肠黏膜脱垂综合征（混合型）。

11. Cowden 综合征

Cowden 综合征又称多发性错构瘤综合征，是一种临床罕见的以外胚层、中胚层及内胚层来源的多发性错构瘤为主要特征的常染色体显性遗传病。

发病率约 1/300 000，男女比例约 1:3，多数为家族性病例，少数为单发病例。

70% ~ 80% 的 Cowden 综合征由位于染色体 10q22-23 上的 *PTEN* 基因突变引起。

临床表现

消化道表现

口腔：黏膜乳突样改变，舌体肥厚增大、龟裂、阴囊舌等。

食道、胃及小肠：散在或密集分布的形态各异的息肉样隆起。食道息肉多为白色扁平样，类似于糖原棘皮症；胃内可见直径 0.5 ~ 3.0cm 大小不等的广基或亚蒂息肉；全小肠可见大小不一的多发息肉，以十二指肠最为密集。

结肠镜：全结肠均可见广基、亚蒂息肉样隆起，表面光滑，表面腺管开口多为 I 型，好发于直肠及乙状结肠，以直肠最为密集。

消化道外表现

皮肤黏膜病变：皮肤病变表现为隆起性小丘疹和（或）肢端角化病，其中小丘疹好发于面部及颈部，如口周、鼻部、耳轮、前额等部位，发生率极高，常于 20 ~ 30 岁时出现；口腔黏膜及牙龈多见乳突样隆起。

甲状腺：约 70% 患者出现甲状腺病变，以甲状腺肿大及腺瘤多见，甲状腺炎或甲状舌骨囊肿少见。

乳房：女性患者约 80% 合并乳房病变，以纤维性及囊肿性为主，如纤维腺瘤等。还可出现乳头、乳晕畸形。

其他：早年发病的子宫肌瘤、大头畸形、智力低下，以及小脑发育不良性神经节细胞瘤。

本综合征合并恶性肿瘤的发生率高，主要为乳腺癌、甲状腺癌、子宫内膜癌等。

病理表现

Cowden 综合征中的肠道息肉可包括炎性息肉、增生性息肉、淋巴性息肉、幼年性息肉、Peutz-Jeghers 息肉、脂肪瘤、上皮样平滑肌瘤和节细胞神经瘤等。息肉内可见腺体结构轻度变形，固有层不同程度的纤维化和以浆细胞、淋巴细胞及嗜酸性粒细胞为主的炎细胞浸润，固有层可见脂肪细胞，异型增生和腺瘤则很少见。

诊断

主要临床标准：①皮肤表面丘疹。②口腔黏膜乳头状瘤。

次要临床标准：③肢端角化症。④掌角化症。⑤有 Cowden 综合征的家族史。

确诊条件：①+②；①/②+③/④；①/②+⑤；③+④+⑤。

治疗及预后

治疗：目前尚无有效治疗方案。对已发生的肿瘤，行手术切除。

预后：预后不佳。Cowden 综合征患者的恶性肿瘤的发生率较高，尤其好发于乳腺、甲状腺、结肠、肾脏及子宫内膜。对好发器官定期进行肿瘤检测，及时对已发生的肿瘤进行手术治疗。

（安彦军　柏秋霞）

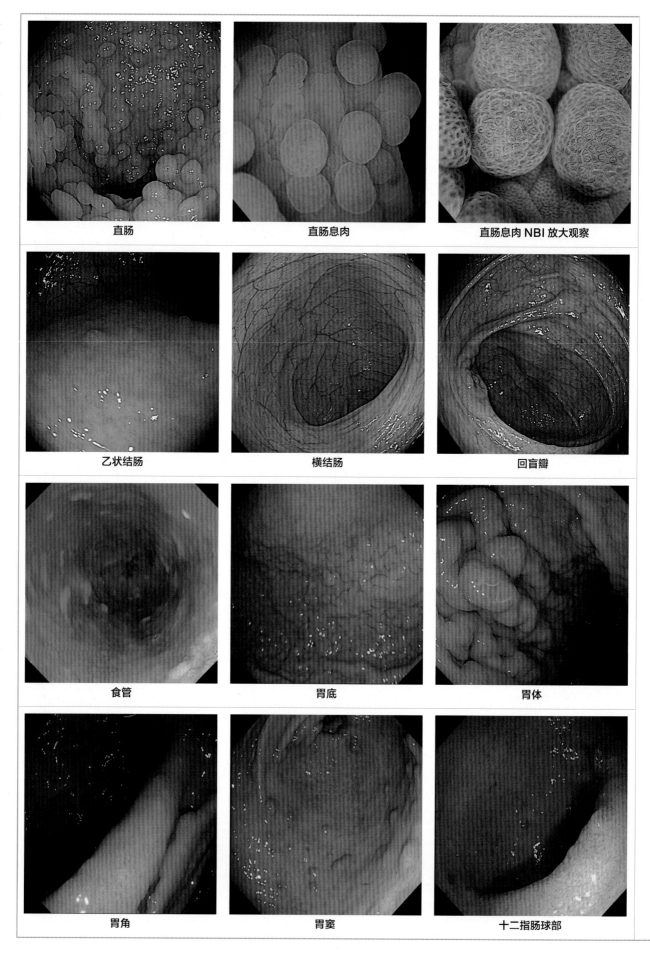

| 直肠 | 直肠息肉 | 直肠息肉 NBI 放大观察 |

| 乙状结肠 | 横结肠 | 回盲瓣 |

| 食管 | 胃底 | 胃体 |

| 胃角 | 胃窦 | 十二指肠球部 |

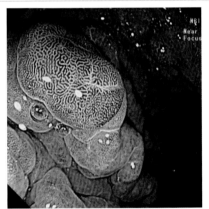

×100

末端回肠

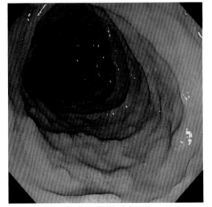

胃体息肉 NBI 观察

十二指肠降部

患者，男，33 岁

间断腹泻、便血 1 月余。

    1 个月前无明确诱因出现间断腹泻，3～4 次 / 日，糊状便，无腹痛，偶伴便血，为便后鲜血。查体：大头畸形 (头肩比例 1∶1.8)、脱发、面部可见密集小丘疹、手指关节背侧肢端角化症、口腔黏膜乳头状瘤、阴囊舌、趾甲萎缩 (远端向近端)。既往史：25 岁时行腮腺混合瘤切除术。父母及 1 兄均体健，否认家族遗传病史。实验室检查：血沉 2mm/h (0～15mm/h)，C 反应蛋白 1.81mg/L (<5mg/L)，D- 二聚体 36μg/L (0～255μg/L)，抗链球菌溶血素 O 测定 248.44IU/mL（< 200IU/mL）。

结肠镜： 直肠至乙状结肠远段可见密集广基、亚蒂息肉样隆起，息肉大小较为均一，NBI 并放大观察息肉表面腺管开口均为 I 型，套切直肠息肉送检；末端回肠黏膜可见片样充血及颗粒样隆起；余结肠未见异常。

病理： 炎性息肉，伴间质水肿，血管扩张出血。

内镜诊断： Cowden 综合征可能。

胃镜： 食管全段可见散在扁平灰白色隆起，表面光滑。全胃广泛充血水肿并可见散在广基、亚蒂息肉样隆起，表面光滑充血，NBI 并放大观察表面腺管开口呈短棒状，胃体皱襞粗大，胃体及胃窦分别取检。十二指肠球降部可见密集广基息肉样隆起，表面充血。

病理：(胃窦) 黏膜组织慢性炎症，可见微腺囊形成。(胃体) 黏膜组织慢性炎症，伴间质水肿，血管扩张充血。免疫组化:(胃窦、胃体) SMA (小灶 +)；刚果红染色 (+)，可见苹果绿遮光性物质沉积。

内镜诊断： ① Cowden 综合征可能。②淀粉样变性 (继发性可能)。

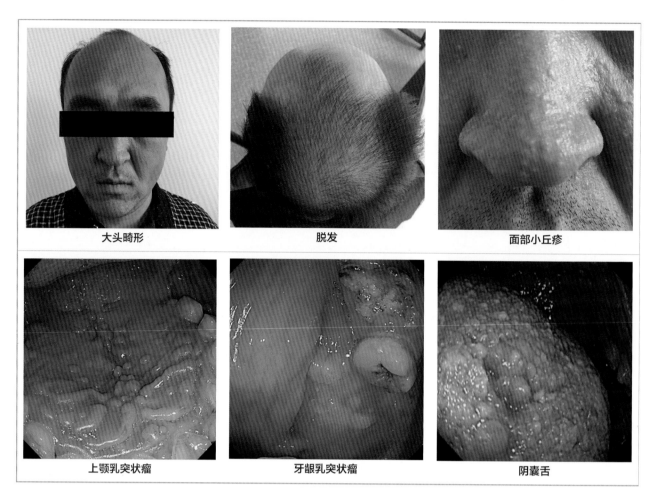

大头畸形	脱发	面部小丘疹
上颚乳突状瘤	牙龈乳突状瘤	阴囊舌

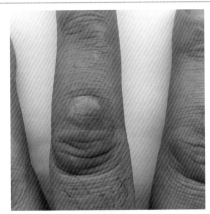

肢端角化

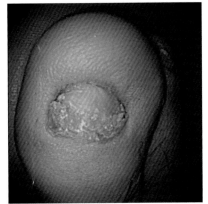

趾甲萎缩

12. Cronkhite–Canada 综合征

Cronkhite-Canada 综合征又称息肉 – 色素沉着 – 脱毛发 – 爪甲营养不良综合征。以胃肠道多发息肉伴外胚层三联征——皮肤色素沉着、毛发脱落、指（趾）甲萎缩为主要临床表现。

无遗传倾向。约 80% 患者为中老年时发病。

临床表现

消化道症状

腹泻：腹泻是本综合征最主要的症状，90% 患者中可见，多为水样便，每天数次至 10 多次，少数便中带血，大多数伴腹痛。

腹痛：严重程度不一，表现为上腹部或下腹部疼痛。多数患者可出现绞痛，常与腹泻同时发生，也有仅上腹部不适、胀满者。

食欲不振：随腹痛、腹泻加剧而明显，伴体重减轻。

味觉异常、口渴等：80% 患者可有味觉消失（或减退）、口渴等，少数患者可有舌麻木、智力低下、手足搐搦等。

皮肤症状

毛发脱落：泛发性头发、眉毛、腋毛、阴毛脱落。

指（趾）甲变化：指（趾）甲颜色变暗，呈棕黄色，表面出现鳞屑，高低不平或呈匙样。指（趾）甲质地脆而薄，软而易裂。脱甲往往从近端开始，远端仍附着，一段时间后完全脱离，留下嵴状甲床。新生甲萎缩变薄，甲面粗糙，高低不平，无光泽。

色素沉着：表现为小痣样或浅棕色至深棕色斑，大小约数毫米至 10cm。好发于手掌、足跖、手背、足背和面部等。偶发于口唇及其周围、口腔、会阴等。

内镜表现

胃镜：胃黏膜明显充血、水肿，可见密集的、大小不等的息肉样隆起，息肉表面明显充血发红。十二指肠黏膜增厚，可见散在或密集广基息肉样隆起。

结肠镜：结肠黏膜明显充血水肿，大小不一的息肉样隆起广泛存在，亚蒂或指状多见，近端结肠较为密集，息肉表面明显发红和（或）糜烂。

病理表现

特征性表现为细胞间质明显水肿，腺体增生并呈囊泡样扩张，囊泡样扩张的腺体内表面被覆单层扁平上皮。

其他

约 88% 患者呈现低蛋白血症，血清总蛋白在 60.8g/L 以下；蛋白漏出试验为 1.1% ~ 11%；血清电解质中钾、钙、磷和镁含量均低，但钠和氯含量在正常范围内；少数患者血中微量元素铁、铜、锌含量低下；多数患者血中免疫球蛋白 IgG、IgM 值均低于正常值。

诊断

（1）存在全胃肠道多发息肉（无息肉病家庭史）。

（2）有外胚层改变，如脱发、甲萎缩、皮肤黏膜色素沉着等。

病理：细胞间质明显水肿，腺体增生并呈囊性扩张，囊泡样扩张的腺体内表面被覆单层扁平上皮。可出现低蛋白血症、贫血、蛋白尿等。

治疗及预后

治疗：一般采取对症疗法、营养疗法，使用糖皮质激素及（或）免疫抑制剂、抗生素、蛋白同化激素及抗纤维蛋白溶解酶，也可使用血浆制品。近年来有人应用柳氮磺胺吡啶行抗炎治疗。日本学者则采用高能量疗法，取得一定疗效。

预后：常见死亡原因有恶病质、心力衰竭、肺炎、出血、败血症及外科并发症等。必须加强随访，以便及时了解病情和调整治疗方案。

（安彦军　武　雯）

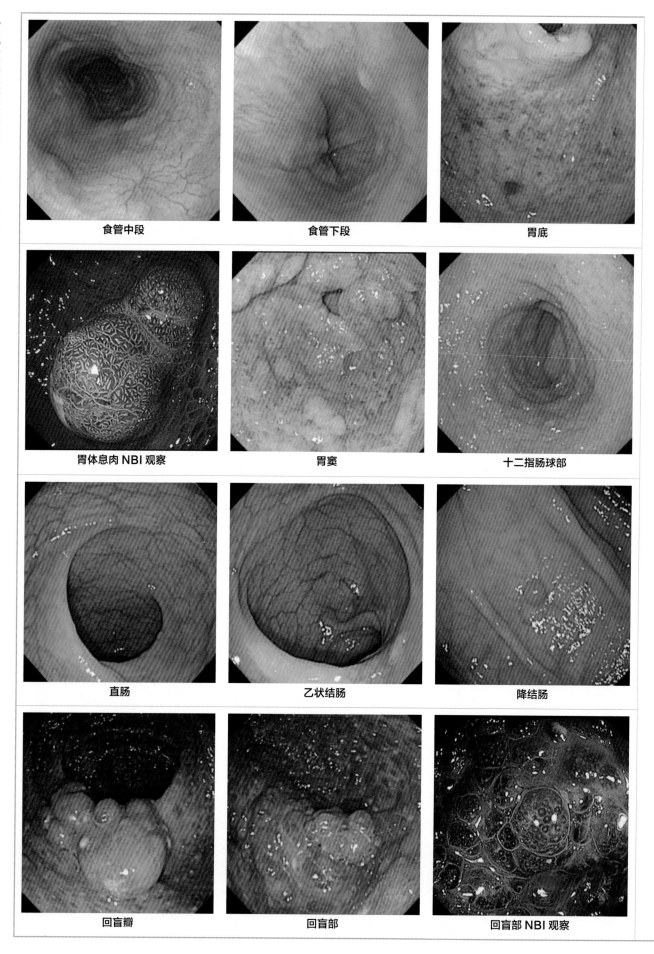

食管中段

食管下段

胃底

胃体息肉 NBI 观察

胃窦

十二指肠球部

直肠

乙状结肠

降结肠

回盲瓣

回盲部

回盲部 NBI 观察

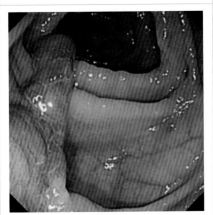

胃体

十二指肠降部

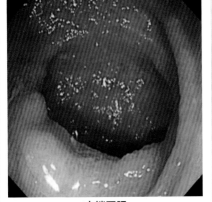

横结肠

末端回肠

患者，男，76 岁

腹泻伴腹痛 1 个月。

　　1 个月前无明确诱因出现腹泻，4 ~ 6 次 / 日，伴腹痛；自诉味觉丧失。查体：头发稀疏，双手掌侧色素沉着。既往史：患糖尿病及高血压病 15 年。否认家族遗传病史。实验室检查：血清白蛋白 33.56g/L（40 ~ 50g/L），尿蛋白（1+），24h 尿蛋白定量 1.680g/24h（0 ~ 0.15g/24h），D- 二聚体 306μg/L（0 ~ 255μg/L），铜 9.15μmol/L（11 ~ 24μmol/L），锌 10.74μmol/L（11.1 ~ 19.5μmol/L），C 反应蛋白 0.98mg/L（< 5mg/L），抗链球菌溶血素 O 测定 20.63IU/mL（< 200IU/mL）。

胃镜： 食管未见异常。全胃黏膜弥漫性水肿，呈斑片样发红，胃体及胃窦可见散在息肉样隆起，表面发红，腺管开口明显扩张；胃体及胃窦分别取检。十二指肠球、降部黏膜充血水肿，散在颗粒样隆起，球部取检。
病理：（胃体、胃窦、十二指肠）黏膜腺体扩张，大小不等，伴肠化，间质水肿，有少量炎细胞浸润，请结合临床。
内镜诊断： Cronkhite–Canada 综合征可能。

结肠镜： 直肠未见异常；乙状结肠至回盲部黏膜水肿并见片样发红，散在广基、亚蒂及指状息肉样隆起，回盲部息肉呈密集簇样分布，套切降结肠息肉送检，回盲部取检；末端回肠黏膜明显水肿。

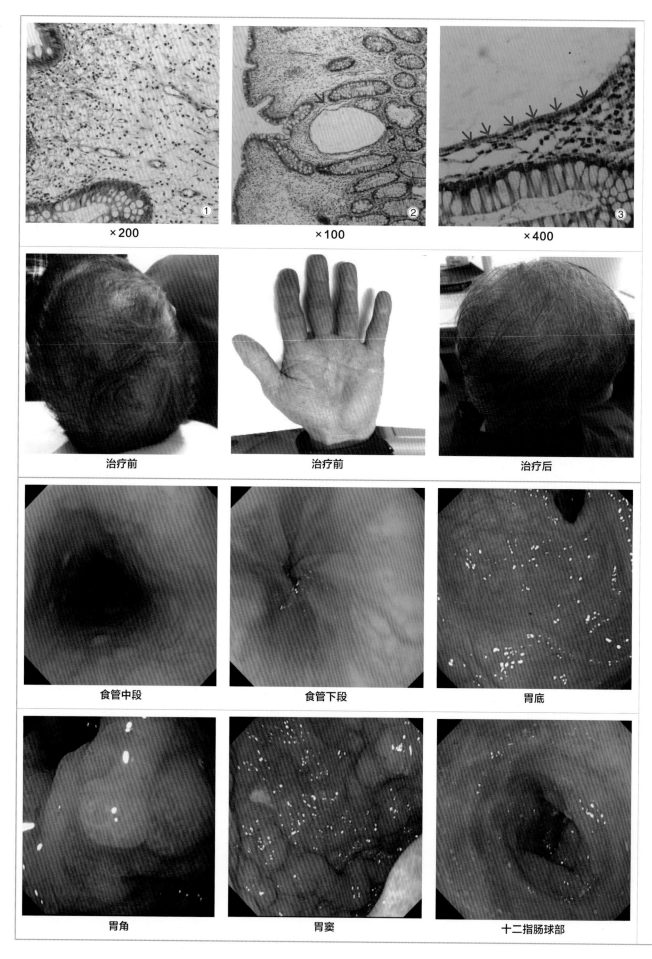

×200 ①

×100 ②

×400 ③

治疗前

治疗前

治疗后

食管中段

食管下段

胃底

胃角

胃窦

十二指肠球部

病理：
①间质明显水肿（×200）。
②腺体囊泡样扩张（×100）。
③扩张腺体内表面附着单层扁平上皮（×400）。
内镜诊断： Cronkhite-Canada 综合征。
治疗方案： 泼尼松片 40mg，1 次 / 日（晨服）。1 周后，改为环磷酰胺 0.4g，静脉注射，1 次 / 周。

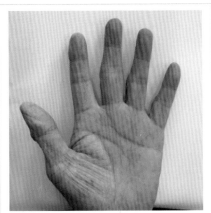

治疗后

治疗前： 头发稀疏，手掌色素沉着。
治疗后： 头发较前明显增多，手掌色素沉着明显改善。

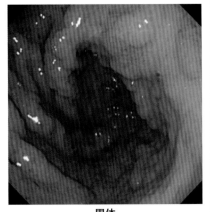

胃体

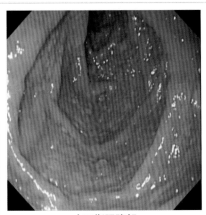

十二指肠降部

患者，男，70 岁

间断上腹痛 10 个月，伴双下肢水肿 1 个月。

　　10 个月前无明确诱因出现上腹痛，间断发作，1 个月前发现双下肢水肿。查体：头发及眉毛脱落，指（趾）甲自近端开始萎缩、变薄、断裂，双手掌侧色素沉着，双下肢凹陷性水肿。实验室检查：血清白蛋白 22g/L（40 ~ 50g/L）。

腹部彩超： 肝脏多发实性结节。
胃镜： 食管未见异常。全胃黏膜充血水肿，胃体、胃角及胃窦可见密集颗粒样隆起，胃窦堆积感；胃体及胃窦分别取检。十二指肠球部可见散在片样糜烂；降部可见密集扁平灰白色隆起，表面光滑，取检。
病理： （胃体）黏膜组织慢性炎症，伴间质水肿。（胃窦）黏膜组织慢性炎症，刚果红染色：偏光镜下可见少量呈苹果绿色双折射性物质。（十二指肠）黏膜组织慢性炎症，伴急性炎反应。结合临床符合淀粉样变性。
内镜诊断： ① Cronkhite-Canada 综合征。②胃及十二指肠淀粉样变性。

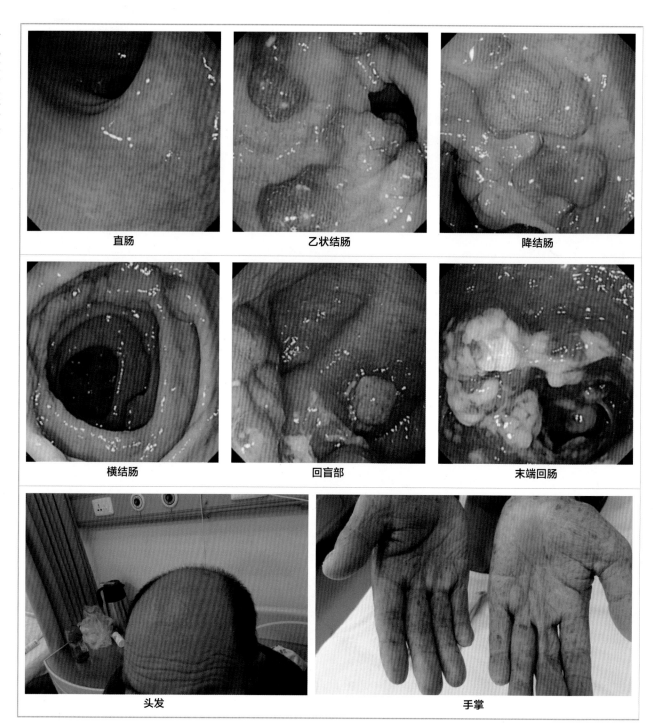

直肠　　　　　　　　乙状结肠　　　　　　　降结肠

横结肠　　　　　　　回盲部　　　　　　　　末端回肠

头发　　　　　　　　　　　　手掌

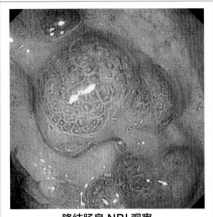

降结肠息 NBI 观察

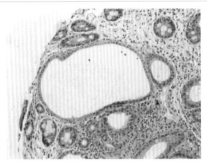

×200

结肠镜：直肠黏膜血管纹理欠清晰；乙状结肠至回盲部可见密集广基、亚蒂息肉样隆起，局部呈簇样分布，表面明显发红，腺管开口为 I 型，套切乙状结肠息肉送检；末端回肠黏膜充血水肿明显，大片样糜烂、溃疡并白苔附着。

病理：（结肠息肉）间质明显水肿，腺体囊泡样扩张，扩张腺体内表面附着单层扁平上皮。

内镜诊断：Cronkhite–Canada 综合征可能。

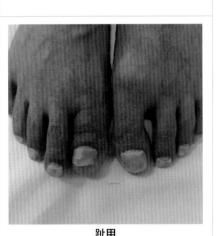

趾甲

发病后，头发脱落严重，手脚出现黑色斑点，指（趾）甲从近端断裂。

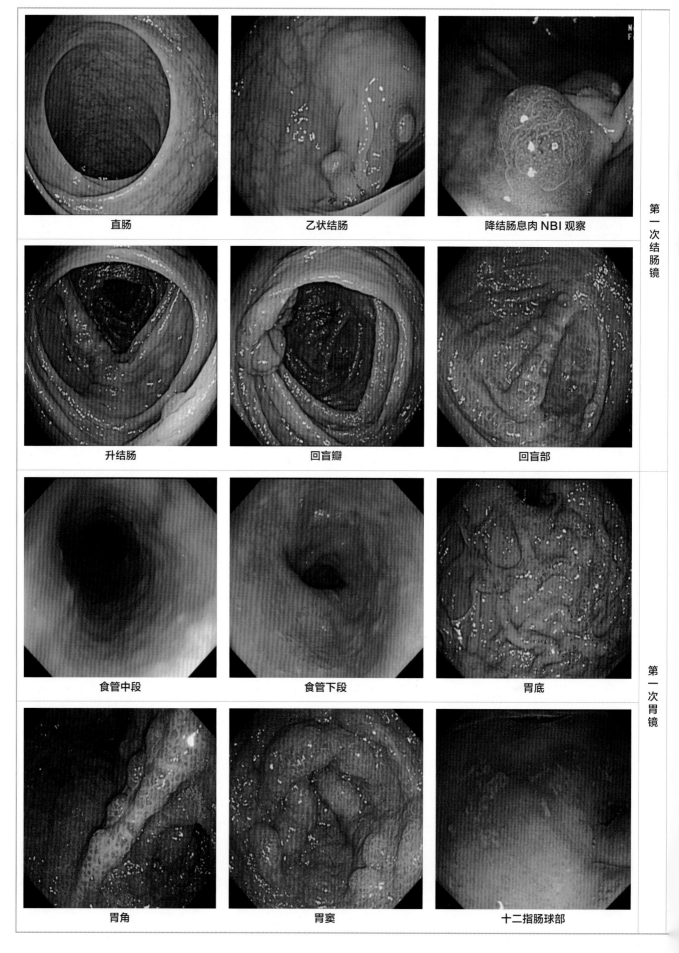

直肠   乙状结肠   降结肠息肉 NBI 观察

升结肠   回盲瓣   回盲部

食管中段   食管下段   胃底

胃角   胃窦   十二指肠球部

第一次结肠镜

第一次胃镜

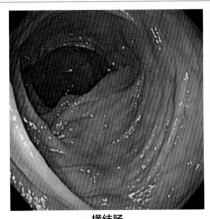

横结肠

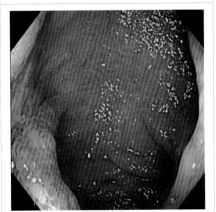

末端回肠

患者，男，68 岁

间断腹泻伴腹痛 2 个月。

2 个月前无明确诱因出现腹泻，大便 2 ~ 10 次 / 日，水样便，无脓血，伴脐周间断隐痛，便后痛减；头发、眉毛及指（趾）甲脱落，口唇、手足色素沉着。既往史：患高血压病 20 年。实验室检查：血清白蛋白 32.4g/L（40 ~ 50g/L），C 反应蛋白 0.3mg/L（< 5mg/L），D- 二聚体 84μg/L（0 ~ 255μg/L），抗链球菌溶血素 O 测定 33.46IU/mL（< 200IU/mL）。

第一次结肠镜：直肠黏膜光滑，血管纹理欠清晰；乙状结肠至回盲部可见密集广基、亚蒂息肉样隆起，局部呈簇样分布，表面明显发红，散在糜烂，套切乙状结肠息肉送检，回盲部取检；末端回肠散在息肉样隆起，表面充血。

病理：（乙状结肠）管状腺瘤。（回盲部）增生性息肉。刚果红染色 (−)。

内镜诊断：Cronkhite-Canada 综合征可能。

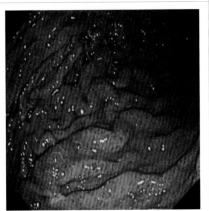

胃体

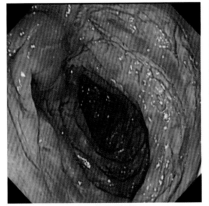

十二指肠降部

第一次胃镜：食管未见异常。全胃黏膜明显充血水肿，胃角及胃窦可见密集颗粒样隆起，胃窦堆积感。十二指肠球部可见散在斑片样糜烂，周围黏膜发红；降部黏膜红白相间，密集颗粒样表现。

内镜诊断：Cronkhite-Canada 综合征可能。

治疗方案：泼尼松片 30mg，口服，1 次 / 日。

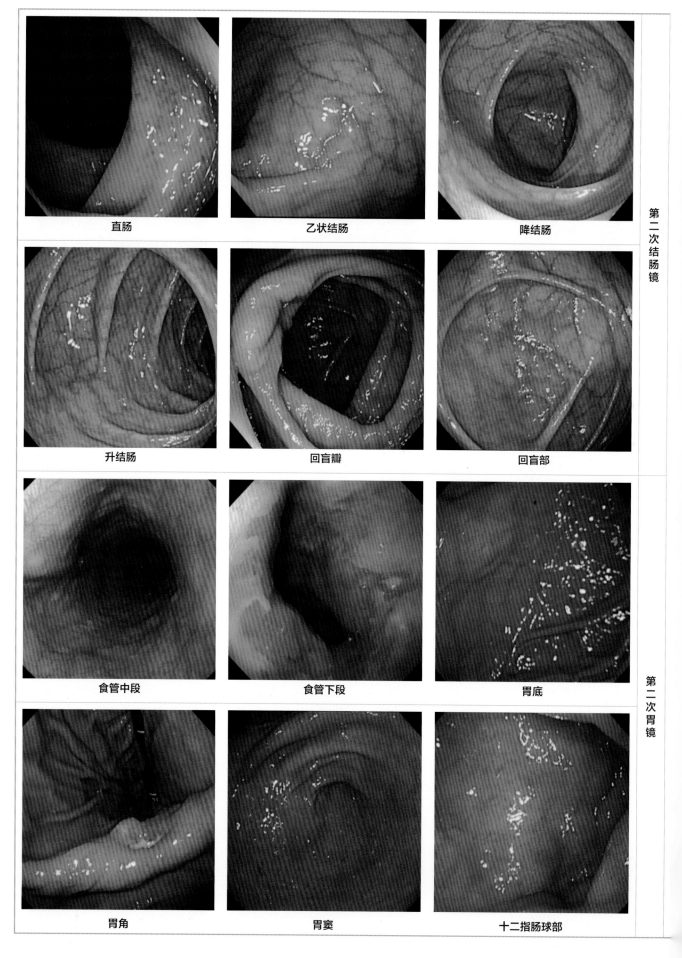

第二次结肠镜

| 直肠 | 乙状结肠 | 降结肠 |
| 升结肠 | 回盲瓣 | 回盲部 |

第二次胃镜

| 食管中段 | 食管下段 | 胃底 |
| 胃角 | 胃窦 | 十二指肠球部 |

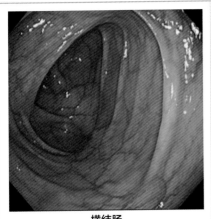
横结肠

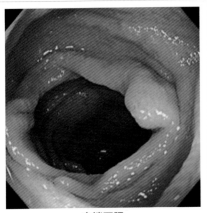
末端回肠

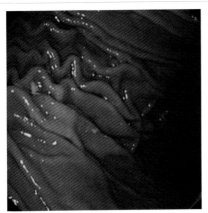
胃体

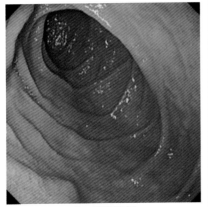
十二指肠降部

第二次结肠镜 (8 个月后)：直肠至乙状结肠可见散在点片样充血，血管纹理不清；回盲部可见散在片样充血；余结肠及末端回肠未见异常。

第二次胃镜 (8 个月后)：食管下段可见散在条索状糜烂。胃角可见范围 0.6cm × 0.2cm 凹陷样溃疡，白苔附着，周围黏膜发红。十二指肠球降部未见异常。

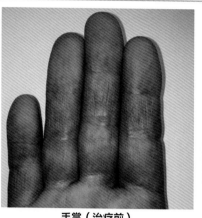

手掌（治疗前）

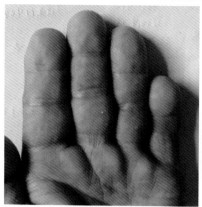

手掌（治疗后）

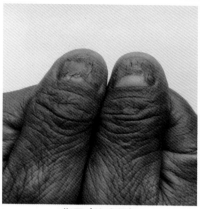

指甲（治疗前）

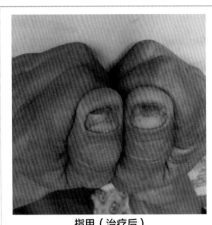

指甲（治疗后）

发病后，口唇及手足皮肤色素沉着，指（趾）甲脱落。

治疗 8 个月后，口唇及手足皮肤色素沉着较前明显改善，长出新甲。

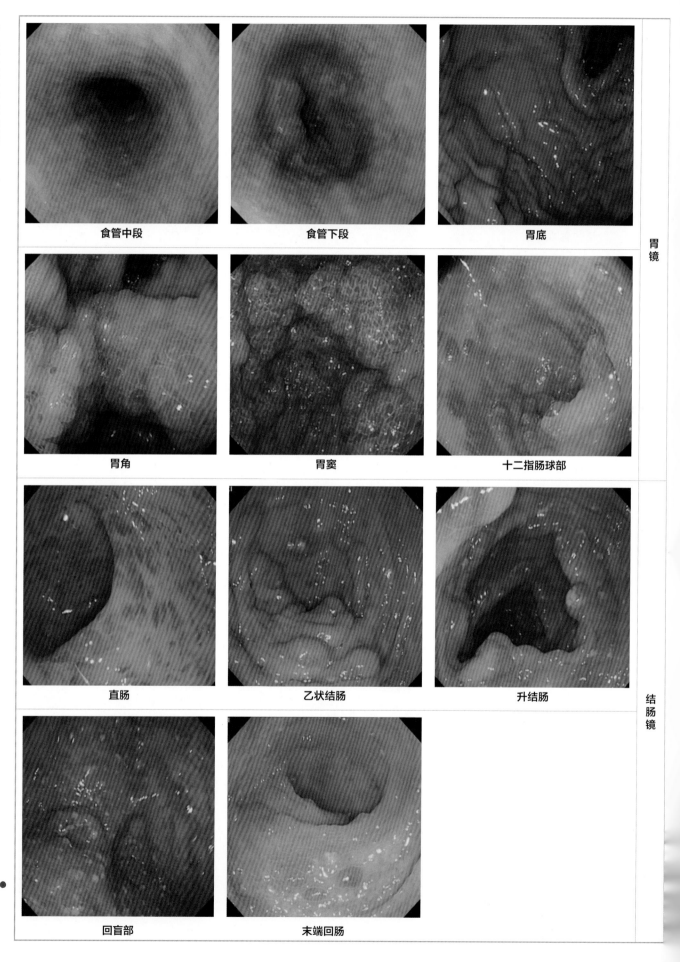

食管中段

食管下段

胃底

胃角

胃窦

十二指肠球部

直肠

乙状结肠

升结肠

回盲部

末端回肠

胃镜

结肠镜

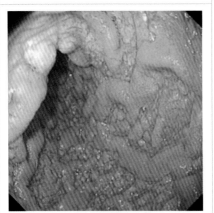

胃体

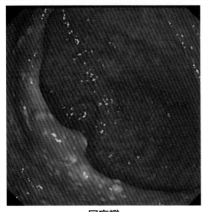

十二指肠降部

回盲瓣

患者，女，54 岁

间断腹泻伴腹痛 3 年。

　　2010 年 5 月"感冒"后出现间断腹泻，大便 6～7 次 / 日，糊状便或水样便，伴里急后重及脐周绞痛，便后痛减，无脓血。2010 年 9 月始出现头发、眉毛及指（趾）甲脱落，手掌、足底色素沉着。既往史：患肾盂肾炎 30 年，类风湿关节炎 12 年，指间关节及掌指关节肿痛 1 年余，2012 年 11 月在右耳后发现一 0.5cm×0.5cm 大小的皮下结节。

胃镜： 食管未见异常。全胃黏膜充血水肿明显，胃体、胃角及胃窦可见密集颗粒样表现，胃窦堆积感，取检；十二指肠球部可见密集颗粒样隆起，表面充血；降部可见密集灰白色扁平隆起，表面光滑，取检。

病理：（胃窦、十二指肠）黏膜组织慢性炎症，伴间质水肿。

内镜诊断： Cronkhite-Canada 综合征可能。

结肠镜： 直肠可见密集斑片样出血，血管纹理模糊；乙状结肠至回盲部可见密集广基、亚蒂及长蒂息肉样隆起，局部呈簇样分布，表面明显发红，散在糜烂；末端回肠可见散在息肉样隆起。

内镜诊断： Cronkhite-Canada 综合征可能。

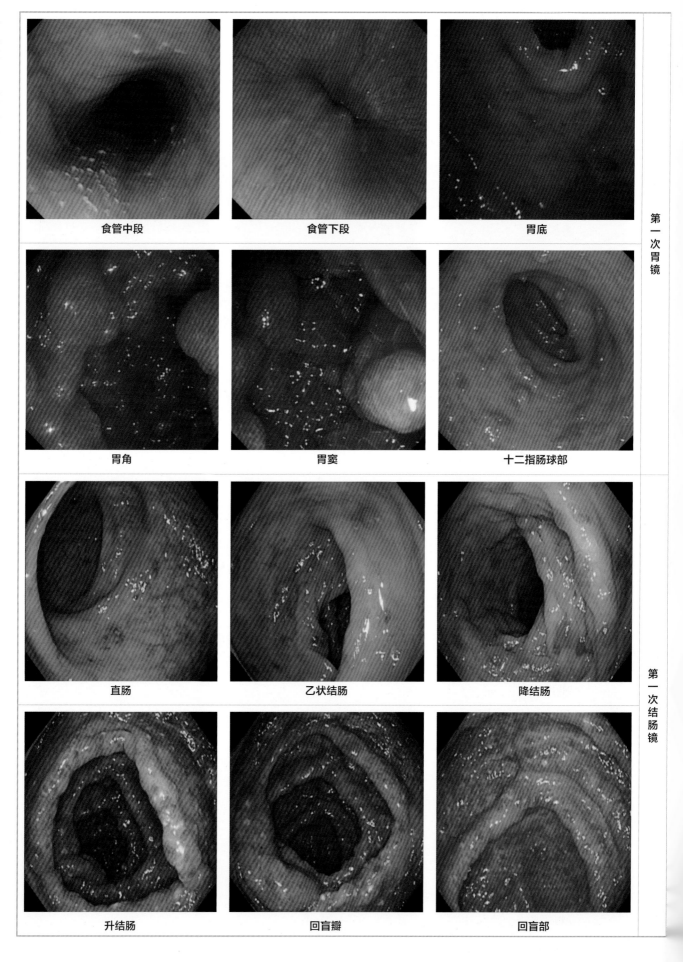

食管中段

食管下段

胃底

胃角

胃窦

十二指肠球部

直肠

乙状结肠

降结肠

升结肠

回盲瓣

回盲部

第一次胃镜

第一次结肠镜

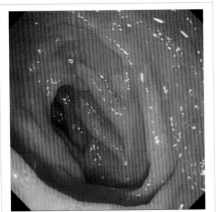

胃体

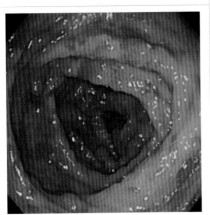

十二指肠降部

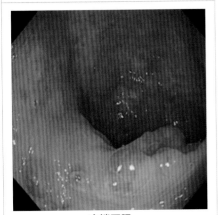

横结肠

末端回肠

患者，女，54 岁

恶心、纳差伴体重下降 4 个月。

　　2018 年 7 月无明确诱因出现恶心、纳差、间断呕吐，皮肤变黑（手足明显）、体毛脱落（头发、眉毛、腋毛）、指（趾）甲脱落，味觉异常，体重减轻 10kg（1 个月内）。实验室检查：血清白蛋白 27.8g/L（40 ~ 50g/L），尿蛋白（–），血沉 2mm/h（0 ~ 20mm/h），C 反应蛋白 13.13mg/L（< 5mg/L），D- 二聚体 261μg/L（0 ~ 255μg/L），抗链球菌溶血素 O 测定 166.58IU/mL（< 200IU/mL）。既往史：2000 年行阑尾切除术；2004 年确诊糖尿病，二甲双胍、格列齐特治疗；2014 年因右肾错构瘤行手术治疗。

第一次胃镜： 食管可见少量白色豆渣样附着物。全胃黏膜充血水肿，多发大小不一、密集分布的息肉样隆起，表面发红，胃窦堆积感，胃体取检。十二指肠球降部散在息肉样隆起，表面充血。
病理：（胃体）黏膜组织间质水肿，少量炎细胞浸润腺体扩张。
内镜诊断： Cronkhite–Canada 综合征可能。

第一次结肠镜： 全结肠可见密集斑片样充血并糜烂，乙状结肠至回盲部可见密集广基息肉样隆起，升结肠取检；末端回肠可见颗粒样隆起，表面发红。
病理：（升结肠）黏膜组织间质水肿，急慢性炎细胞浸润，血管增生。
内镜诊断： Cronkhite–Canada 综合征可能。
治疗方案： 泼尼松片 30mg，口服，1 次 / 日。
体重： 55kg。

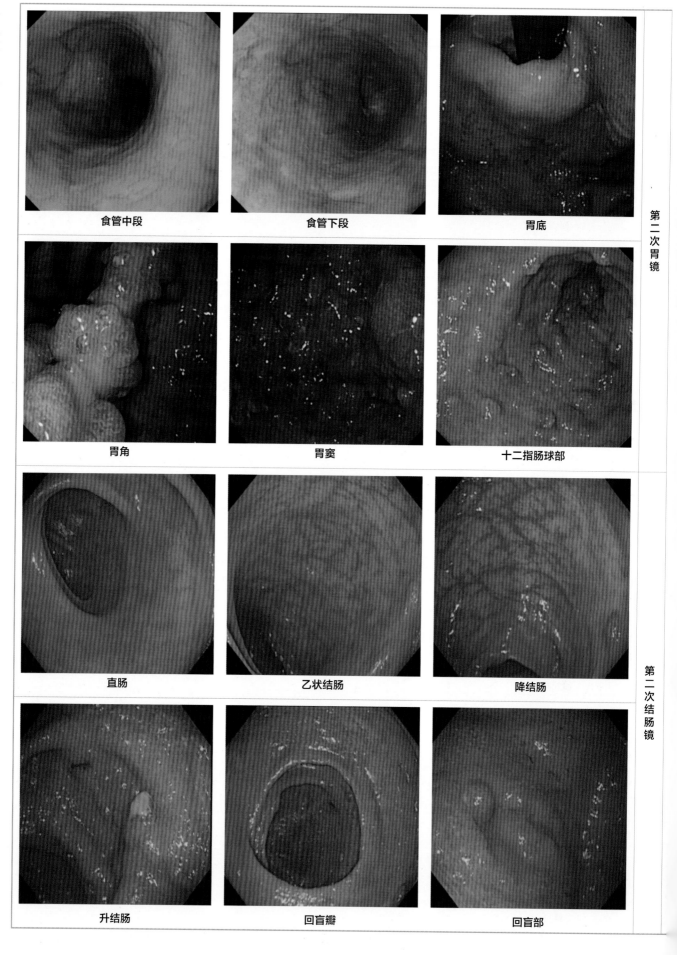

食管中段

食管下段

胃底

胃角

胃窦

十二指肠球部

直肠

乙状结肠

降结肠

升结肠

回盲瓣

回盲部

第二次胃镜

第二次结肠镜

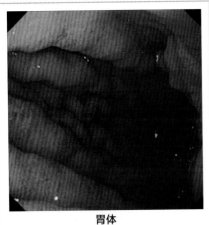

胃体

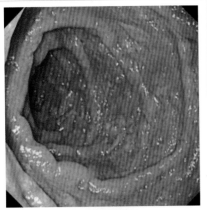

十二指肠降部

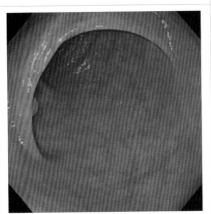

横结肠

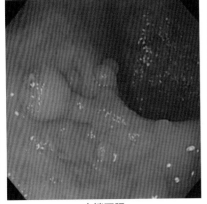

末端回肠

第二次胃镜（5 周后）：食管未见异常。全胃黏膜充血水肿（较前次减轻），可见密集广基息肉样隆起（较前次减少），胃窦堆积感改善。十二指肠球降部散在息肉样隆起，表面充血（较前次减轻）。

实验室检查：血清白蛋白 30.3g/L（40 ~ 50g/L），尿蛋白（–），血沉 2mm/h（0 ~ 20mm/h），C 反应蛋白 2.17mg/L（< 5mg/L），D- 二聚体 287μg/L（0 ~ 255μg/L），抗链球菌溶血素 O 测定 84.84IU/mL（< 200IU/mL）。

第二次结肠镜（5 周后）：直肠未见异常；乙状结肠至回盲部可见散在广基息肉样隆起，表面略发红，周围黏膜血管纹理欠清晰；末端回肠可见散在颗粒样隆起，表面充血（较前次明显减轻）。

治疗方案：泼尼松片 25mg，口服，1 次 / 日。

体重：54kg。

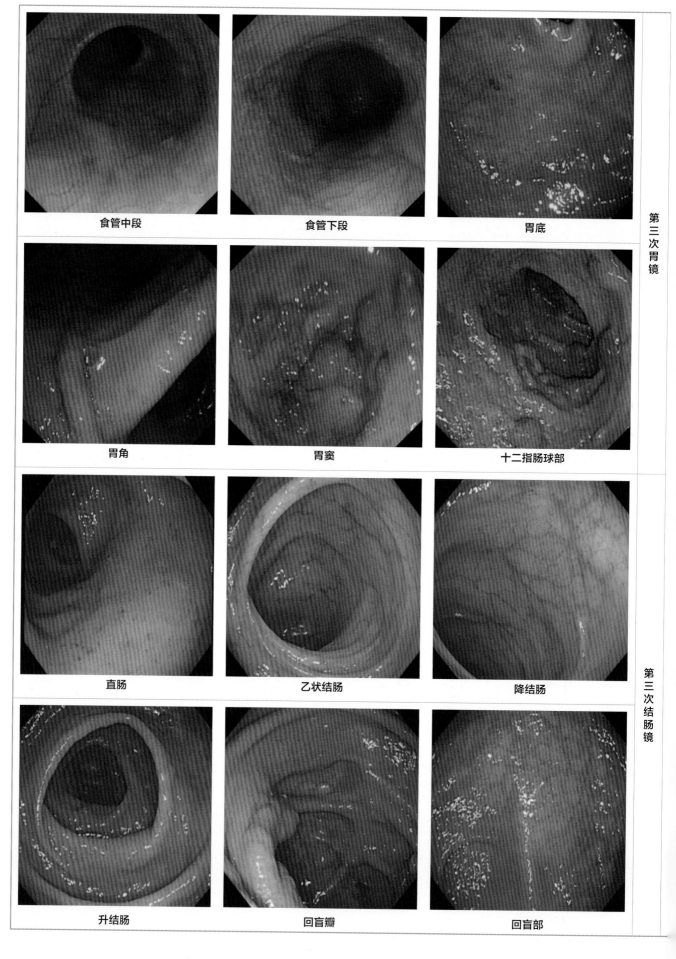

食管中段　　　　　　食管下段　　　　　　胃底

胃角　　　　　　胃窦　　　　　　十二指肠球部

直肠　　　　　　乙状结肠　　　　　　降结肠

升结肠　　　　　　回盲瓣　　　　　　回盲部

第三次胃镜

第三次结肠镜

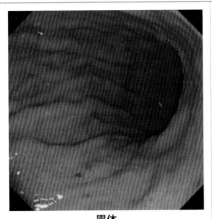
胃体

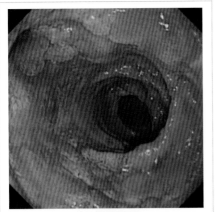
十二指肠降部

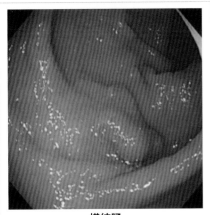
横结肠

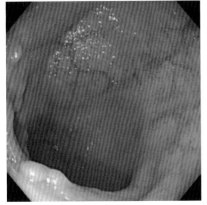
末端回肠

第三次胃镜 (9 个月后): 食管未见异常。全胃黏膜充血,胃窦中下部可见密集颗粒样隆起,呈簇样分布,表面发红。十二指肠球降部可见散在颗粒样隆起 (较前次减少),表面发红。

实验室检查: 血清白蛋白 39.6g/L (40~50g/L),尿蛋白 (-),血沉 3mm/h (0~20mm/h),C 反应蛋白 1.17mg/L (< 5mg/L),D- 二聚体 218μg/L (0~255μg/L),抗链球菌溶血素 O 测定 112.43IU/mL (< 200IU/mL)。

第三次结肠镜 (9 个月后): 直肠可见密集点样充血,黏膜血管纹理不清,横结肠至回盲部可见散在广基息肉样隆起,周围黏膜血管纹理清晰;末端回肠可见散在颗粒样隆起,色泽正常。

治疗方案: 泼尼松片 15mg,口服,1 次 / 日。

体重: 65kg。

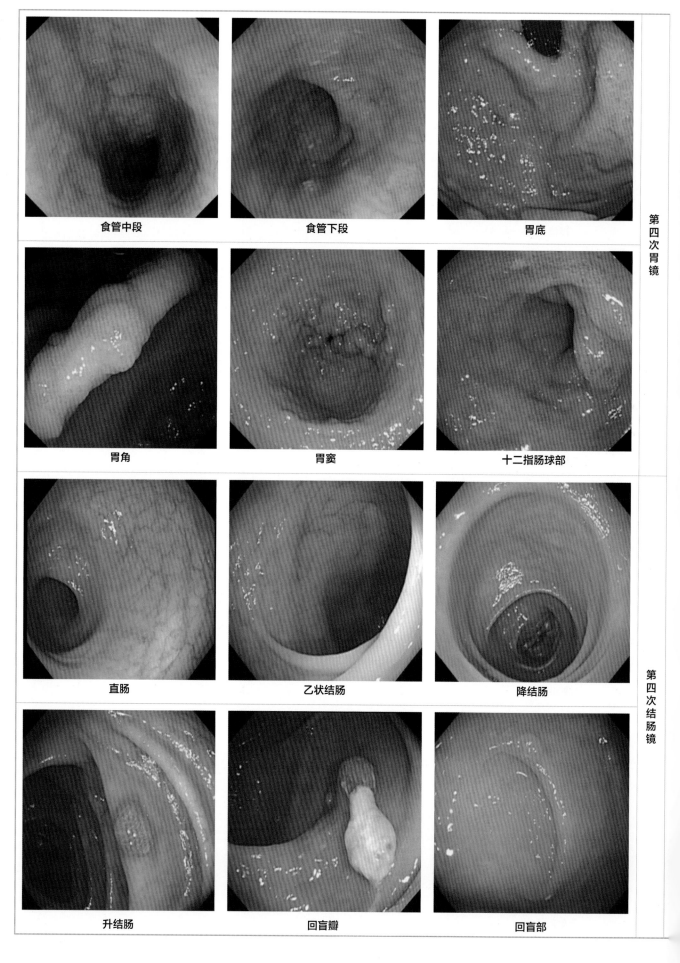

食管中段

食管下段

胃底

胃角

胃窦

十二指肠球部

直肠

乙状结肠

降结肠

升结肠

回盲瓣

回盲部

第四次胃镜

第四次结肠镜

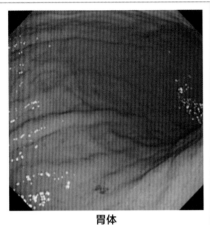

胃体

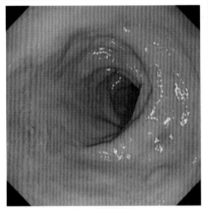

十二指肠降部

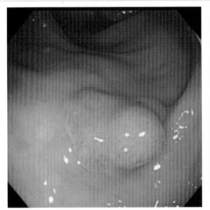

横结肠

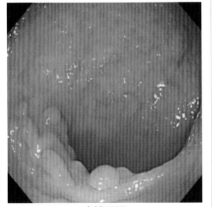

末端回肠

第四次胃镜（18 个月后）：食管未见异常。全胃可见散在片样充血，胃角及胃窦中下部可见散在颗粒样隆起，表面略充血。十二指肠球降部可见散在片样充血。

实验室检查：血清白蛋白 35.1g/L（40～50g/L），尿蛋白（-），血沉 8mm/h（0～20mm/h），C 反应蛋白 3.94mg/L（<5mg/L），D- 二聚体 408μg/L（0～255μg/L），抗链球菌溶血素 O 测定 110.61IU/mL（< 200IU/mL）。

第四次结肠镜（18 个月后）：直肠可见一线样糜烂；横结肠至回盲部可见散在扁平、广基、短蒂息肉样隆起，表面发红，周围黏膜血管纹理清晰；末端回肠可见散在颗粒样隆起，色泽正常。

治疗方案：泼尼松片 4mg，口服，1 次 / 日。

体重：64kg。

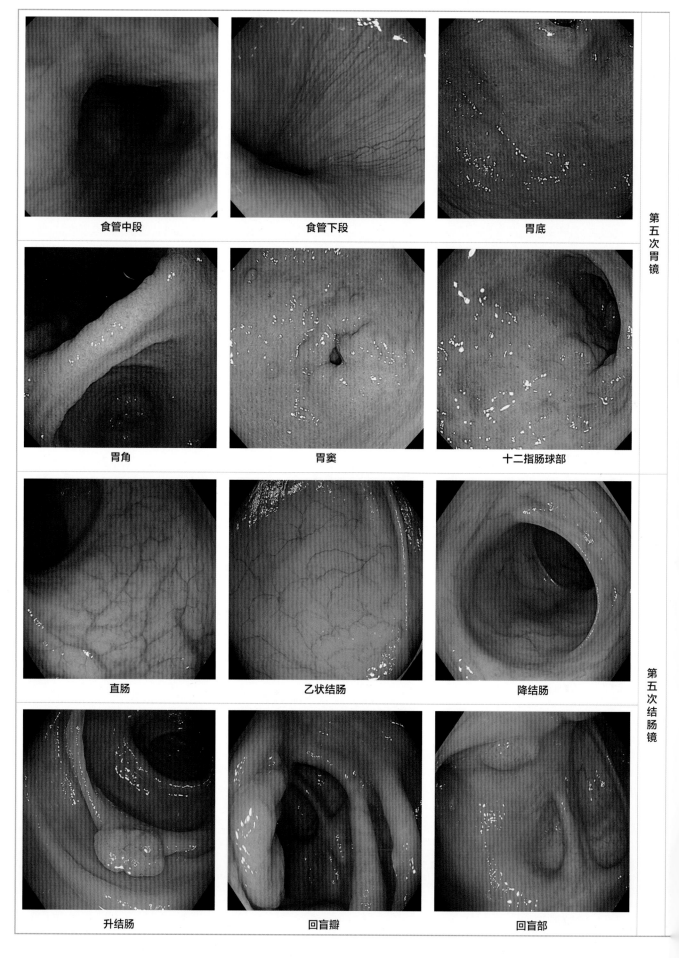

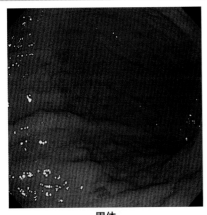

胃体

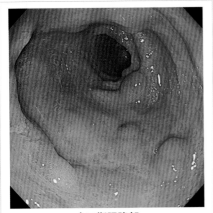

十二指肠降部

第五次胃镜（32 个月后）：食管未见异常。全胃可见散在片样充血，胃窦下部可见散在颗粒样隆起（较前次明显减少），表面色泽正常。十二指肠球降部可见散在颗粒样隆起，表面略充血。

实验室检查：血清白蛋白 32.9g/L（40～50g/L），尿蛋白（-），血沉 5mm/h（0～20mm/h），C 反应蛋白 5.01mg/L（＜ 5mg/L），D- 二聚体 272μg/L（0～255μg/L），抗链球菌溶血素 O 测定 104.73IU/mL（＜ 200IU/mL）。

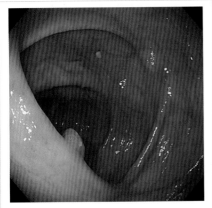

横结肠

第五次结肠镜（32 个月后）：直肠至回盲部黏膜光滑，血管纹理清晰；横结肠至回盲部可见散在广基、亚蒂息肉样隆起，表面略充血，高频电圈套器依次套切；末端回肠可见散在小颗粒样隆起，色泽正常。

治疗方案：泼尼松片 4mg，口服，1 次 / 日。

体重：66kg。

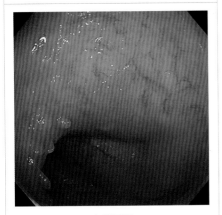

末端回肠

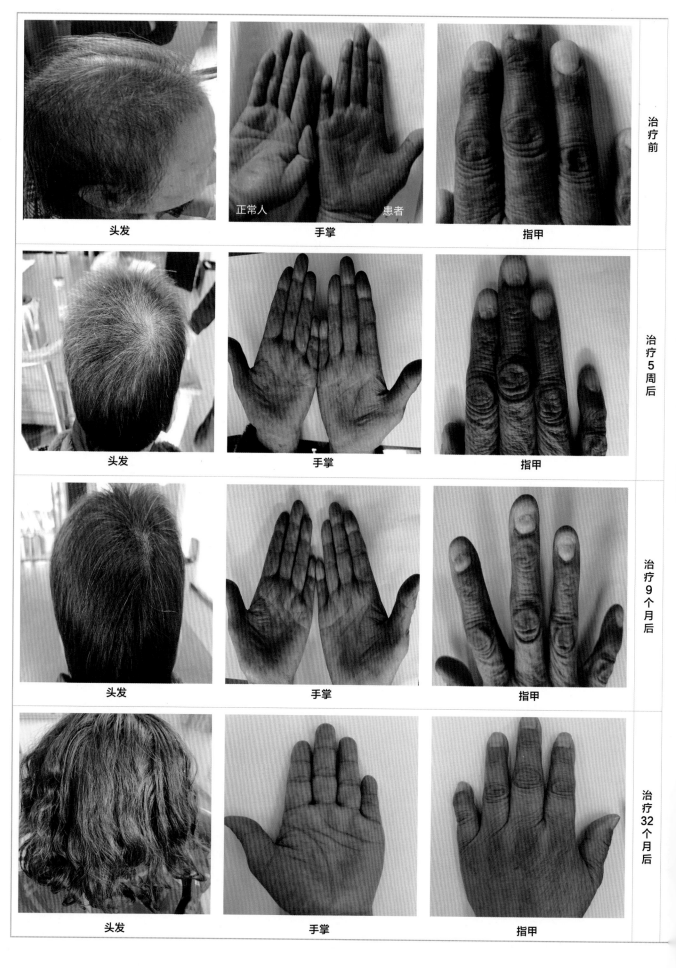

治疗前 头发 手掌 正常人 患者 指甲

治疗5周后 头发 手掌 指甲

治疗9个月后 头发 手掌 指甲

治疗32个月后 头发 手掌 指甲

120

第一次就诊，头发脱落情况严重，手脚明显发黑，指（趾）甲质地脆而易断，从近端开始脱落。

治疗 5 周后，发量明显增多，手脚颜色变浅，指（趾）甲情况未改善。

治疗 9 个月后，发量更胜从前，手脚颜色持续变浅，指（趾）甲长出。

治疗 32 个月后，头发茂密，胜似病前（患者自述），手脚颜色及指甲恢复如常。